なるにはBOOKS 105

# 保健師・養護教諭になるには

山崎京子 監修
鈴木るり子 標 美奈子 堀篭ちづ子 編著

ぺりかん社

# はじめに——改訂《かいてい》新版の刊行にあたって

本書『保健師・養護教諭《きょうゆ》になるには』出版の発端《ほったん》になる、『保健婦・助産婦・養護教諭になるには』初版は2000年に刊行されました。

当時ご紹介《しょうかい》した病気や災害・健康被害《ひがい》の状況《じょうきょう》は深刻さを増し、いじめや子どもの自殺、過労自殺、食品汚染《おせん》の問題等々、生活する・発達する・働くという場面で、生命が奪《うば》われ生活や健康が破壊《はかい》されていくという諸現象が続いて留《とど》まるところがありません。

改訂《かいてい》新版である本書では、「保健師」として「養護教諭」として、生命を守り、人間らしく生きていけるように実際に保健活動に従事している諸先輩《せんぱい》や「保健師」「養護教諭」の育成にたずさわっている先生等が直接ペンをとってくださいました。それぞれの立場から保健活動の重要性やどうすれば「保健師」「養護教諭」という専門職になれるのか、仕事の内容や魅力《みりょく》を紹介《しょうかい》しています。

人間と自然と社会のかかわりやその仕組みを考え、病気や災害・健康破壊《はかい》の起こるその本質について、「生命を脅《おびや》かしているものは何なのか」と問いかけ、みずからの生き方も含《ふく》めて「生命を守るための保健活動」を考え、この時代に健康に生きていく姿勢を確立し、みんなで行動し続けることの大切さを学び取ってください。

人間の身体の仕組みや生理機能等（生命現象）は固定的なものではなく、また、自然（空気・水・土等）の諸現象も不安定で、たえず変わり動き続けており、どちらも異常を起こす要因をもっています。病気や災害は、これらのいくつかの要因が重なり合って起こります。自然の諸条件を無視したり、あるいは人工的に破壊《はかい》（大気や水、土の汚染《おせん》等）したりすれば、これは生命や健康に大きく影響《えいきょう》します。健康問題を考える時、人間と自然と社会とのかかわり合いとその仕組みを知り、疾病《しっぺい》や災害の起こるその本質をつかむことが欠かせません。生活状況《じょうきょう》、経済・社会環境《かんきょう》、社会保障や教育等の諸政策の在り方によってその人のたどる道は大きく変わってしまいます。これらの不安定な因子と病気や災害等との関連性をしっかり検討して、問題を解決していくことが大切です。

「保健師」や「養護教諭」は、体や心が蝕《むしば》まれないように予防し、健康を増進させると同時に病気や障がいにより苦しんでいる人の痛みや苦しみを軽くしたり取り除いたりして、その人がもっている生命力や能力を最大限発揮できるよう手助けします。また、個人と生活集団（地域・事業所・学校等）、環境《かんきょう》等との関係を見極めて、人間らしく生き続けることができるように、周囲の人びとと協力して仕事を進めます。そのため、人を尊重し思いやれる人間性が求められると同時に、「人間の生命を脅《おびや》かす本質」をとらえ、真実をあきらかにしてその解決に取り組めるように、専門的な知識や技術を身につけなければできない仕事なのです。人間が生まれながらにもっている体と心は、好ましい自然環境《かんきょう》や人間関係、日常の生活条件が整えられることによって、より一層向上させることができます。「保健師」「養護教諭」の具体的な活動は各章で紹介《しょうかい》されますが、項目《こうもく》的には健康相談、家庭訪問、健康診査《しんさ》、健康教室、組織活動、調査活動、多職種等との連携《れんけい》による総合的・政策的活動等があげられます。地域や職場、学校等で、一人ひとりの悩《なや》みを解決するためには、その苦しみを取り巻く集団、社会の状況《じょうきょう》と関連させ、好ましい自然環境《かんきょう》や人間関係、日常の生活条件を整えることが必須《ひっす》です。そのために安心して相談できる環境《かんきょう》が必要であり、「家庭や生活の場」「保健室」等での相談は、問題解決の第一歩と言えるでしょう。

本書の1章では、「保健師」として「養護教諭」として、いきいきと働いている諸先輩《せんぱい》の姿や、その職業を選んだ動機等を紹介《しょうかい》します。自分や家族等が病気になった時のことや学校での生活等をふり返りながらさまざまなことを感じ取っていただけると思います。

2章では、最初に「保健とは何か」を考え、人間が生きていくために必要な自然観、社会観、科学観を認識し、「健康の確立と人格完成をめざした活動」を推進することの大切さを確認します。また、保健師の世界を「地域での保健医療福祉《いりょうふくし》活動や事業所での産業保健活動を進めている保健師」の活動の実際や、資格取得への道のり、適性や将来性を紹《しょう》介《かい》します。

3章では、養護教諭の世界について「学校で児童生徒の健康を守りながら保健教育にたずさわっている」活動の実際や、資格取得への道のり、適性や将来性を紹介《しょうかい》します。

「保健師」「養護教諭」は、ともに人びとの「体と心」「生活」に深くかかわりながら、その人がもっている力を最大限発揮して、人間らしく生きていけるよう手助けする仕事です。「保健指導に従事する」「養護をつかさどる」といわれる仕事は、相手の人自身がもっている力を基盤《きばん》に行うものです。みずからの生活における課題に気付き、健康的な行動変容の方向性をみずからが導き出せるように援助《えんじょ》することなのです。そのために、必要な情報提供や相談指導・教育等によって、自己決定できるように支援《しえん》します。生活や環境《かんきょう》条件を整え、治療を加える等、さまざまな工夫を重ねることによって、隠《かく》されていた力（潜在《せんざい》能力）が引き出されてきます。その意味で手助けや世話をしている「保健師」や「養護教諭」が、実は相手の人からさまざまなことを教えられます。従って、自分の人生にとっても学ぶことが多い、生涯《しょうがい》をかけるにふさわしい、やりがいのある職業だと思います。

本書が多くのみなさんの、将来の進路を決めるうえでお役に立つことを願っています。

山崎京子《やまざききょうこ》

# 保健師・養護教諭になるには　目次

## ［3章］養護教諭の世界

※本書に登場する方々の所属等は、寄稿時のものです。

[装幀]図工室　[カバーイラスト]カモ　[本文イラスト]福島 幸

## 「なるにはBOOKS」を手に取ってくれたあなたへ

「働く」って、どういうことでしょうか?

「毎日、会社に行くこと」「お金を稼《かせ》ぐこと」「生活のために我慢《がまん》すること」。

どれも正解です。でも、それだけでしょうか? 「なるにはBOOKS」は、みなさんに「働く」ことの魅力《みりょく》を伝えるために1971年から刊行している職業紹介《しょうかい》ガイドブックです。

各巻は3章で構成されています。

---

**［1章］ドキュメント** 今、この職業に就いている先輩《せんぱい》が登場して、仕事にかける熱意や誇《ほこ》り、苦労したこと、楽しかったこと、自分の成長につながったエピソード等を本音で語ります。

---

**［2・3章］仕事の世界・なるにはコース** 職業の成り立ちや社会での役割、必要な資格や技術、将来性等を紹介《しょうかい》します。また、なり方を具体的に解説します。適性や心構え、資格の取り方、進学先等を参考に、これからの自分の進路と照らし合わせてみてください。

---

この本を読み終わった時、あなたのこの職業へのイメージが変わっているかもしれません。「やる気が湧《わ》いてきた」「自分には無理そうだ」「ほかの仕事についても調べてみよう」。

どの道を選ぶのも、あなたしだいです。「なるにはBOOKS」が、あなたの将来を照らす水先案内になることを祈っています。

# 1章

ドキュメント

# 人びとの健康と生活を守りたい

ドキュメント 1 市町村の保健センターで働く保健師

# 地域にくり出し、人と出会い つながっていく仕事

神《か》奈《な》川《がわ》県《けん》厚《あつ》木《ぎ》市《し》役《やく》所《しょ》
保《ほ》健《けん》センター 市《し》民《みん》健《けん》康《こう》部《ぶ》
中《なか》屋《や》朋《とも》子《こ》さん

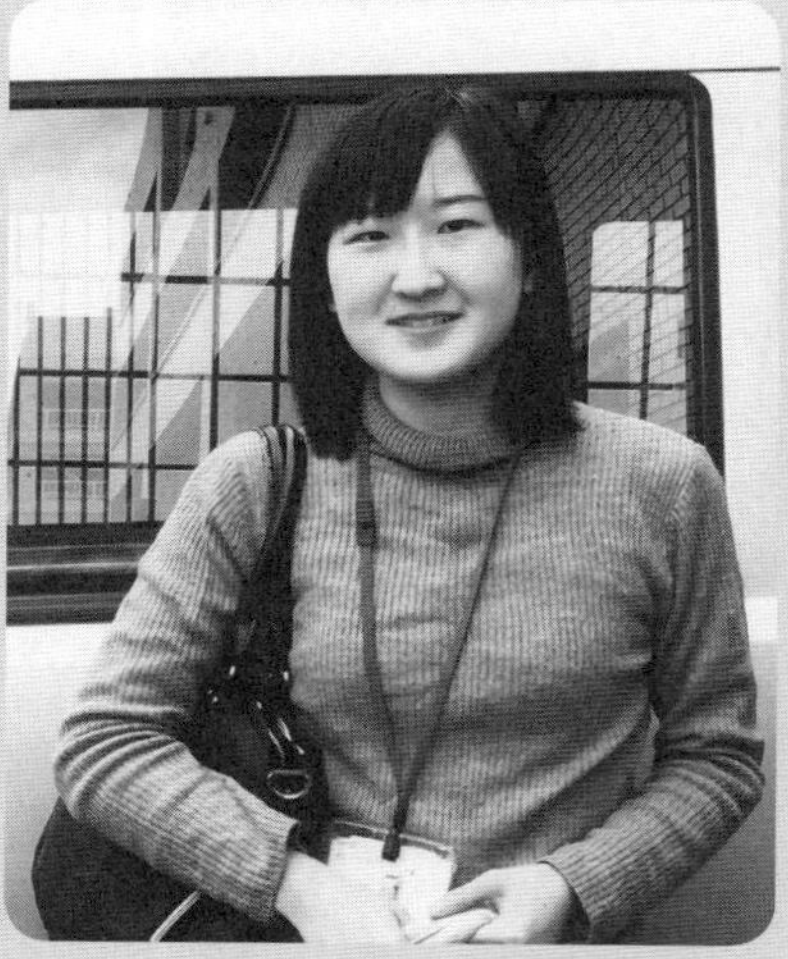

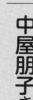

寄稿者提供（以下同）

## 中屋さんの歩んだ道のり

小児科の看護師をめざし、大学へ進学。地域看護学実習のさい、保健センターでの保健師の仕事ぶりに引きこまれる。やがて、「自分も、子どもたちとその家族がかかえる困難に寄《よ》り添《そ》い、安心した生活を送れるよう支援《しえん》したい！」と決意し、保健師をめざす。現在は市民健康部で母子保健係を担い、地域の住民の身近な相談相手となれるよう、奮闘《ふんとう》中！

## 魅力《みりょく》的だった保健師の姿

私が保健師をめざしたきっかけは、大学4年生の春に学んだ地域看護学実習でした。

大学入学時、小児科の看護師をめざしていた私は、課外活動や病院での実習で、数多くの入院中の子どもたちに出会いました。そして、生活の基盤《きばん》は家庭にあること、退院は子どもたちや家族にとってゴールではないことを強く意識するようになり、退院後の子どもや家族の生活サポートのあり方に興味をもち始めたのです。

そんな中、市の保健センターでの地域看護学実習が始まりました。広域な活動をする保健所に対し、保健センターは市町村ごとに設置され、住民にとって、より身近な活動が行われる場所です。

するとそこには、「デスクワークが中心なのでは」という当時の私の想像とまったく異なる、少しでも時間があれば地域の中にくり出し、とにかく住民と接する時間を大切にしようとする保健師の姿がありました。

たとえば母子保健を担当する保健師の業務としては、小さく生まれたり障がいや疾患《しっかん》のある赤ちゃんのいる家庭を訪問しての相談援《えん》助《じょ》、保健センターの窓口では、訪れた母親から「言葉の発達が遅《おそ》いような気がする」等の発達相談や、電話で「母乳を飲んでくれない」という育児相談を受けていました。ほかにも、子育て世代の母子が集まる公民館や児童館等、地域に出向いて月齢《げつれい》に応じたふれあい遊びを伝えたりしていました。また、乳幼児健康診査《しんさ》では、単に健診《けんしん》をするだけでなく子どもを中心とした家族全体の悩《なや》みに応じて必要な情報を伝え、病気の予防や健康の維持《いじ》への支援《しえん》に努める等、その内容は多岐《たき》にわたっていました。

子どもに興味があった私は、保健師業務のなかでも特に母子保健の分野に強くひかれました。同時に、育児支援《しえん》は保健師による育児世代への支援《しえん》だけで解決できるほど簡単なものではないと知りました。家族、そして地域という単位で、住民全体について理解を深める必要があると感じたのです。

そして、私自身も保健師という立場から、病気や障がいの有無に関係なく、子どもたちやその家族の生活を待ち受けるさまざまな困難に寄《よ》り添《そ》い、安心して生活できるような地域づくりにかかわりたいと思うようになったのです。その後、私は保健師資格を取得し、神奈川県厚木市役所に就職し、保健センターに配属されました。

## 保健師になって学んだこと

地域保健を担う保健センターで保健師は、健康増進課、健康づくり課の母子保健係・成人保健係、障害福祉《ふくし》課、地域包括《ほうかつ》支援《しえん》センター等、多くの分野に配属されています。それぞれの分野で、家庭訪問指導や相談業務、健康教育、市町村が保有するさまざまな保健福《ふく》祉《し》情報・統計資料等を分析《ぶんせき》してその市町村に必要な健康対策を講じる等々、仕事内容は幅《はば》広《ひろ》いものでした。

保健師の仕事には、住民から直接相談を受けて応じるもののほかに、こちらからアプローチをしなければいけないものもあります。必要に応じて、統計資料の分析《ぶんせき》結果や表に表れていない問題・潜在《せんざい》ニーズを把握《はあく》し、対応

母子手帳発行コーナーの面談スペースで

していきます。

その一例が虐待《ぎゃくたい》の可能性がある家庭への対応です。虐待《ぎゃくたい》による子どもの死の多くは就学前の特に乳児に多いということがわかっています。虐待《ぎゃくたい》は子どもの命にかかわりますが、保健師等支援《しえん》者側のアプローチの仕方によっては受け入れてもらえなくなる可能性も高く、対応には細心の注意を払います。一度親との信頼《しんらい》関係を失うと子どもに会うことすら難しくなってしまうため、慎重《しんちょう》かつ正確な判断と、早急な対応が求められるのです。

そのため、虐待《ぎゃくたい》の可能性が高いと考えられる場合には、保健師だけでなく他課や児童相談所、保育園、幼稚園《ようちえん》、病院等と連携《れんけい》して会議を開き、子どもの安全確保を第一に考え、子どもとその家庭にとっての最善策を考えていきます。

就職して間もないころの別の例では、担当する地区に住む一人の母親から「子どもの言葉の遅《おく》れに関する電話相談があった」という伝言を受けたことがありました。

この場合、まず母親が気になっているのは言葉の遅《おく》れだけなのか、その他にも困り事があるのか、具体的な内容を確認する必要があります。私は、子どものようすをくわしく知るため、連絡《れんらく》を取りたいと思いました。

子どものようすによっては、遊びを通して言葉等の発達全体を親子で無理なく伸《の》ばしていく親子教室や、より専門的なかかわりが学べる療育《りょういく》機関の紹介《しょうかい》、臨床《りんしょう》心理士の育児相談の案内等、今後の方向性を検討する必要があるためです。また、担当保健師による電話相談や訪問で解決できる場合もありますし、医《い》療《りょう》機関の受診《じゅしん》を勧めることもあります。

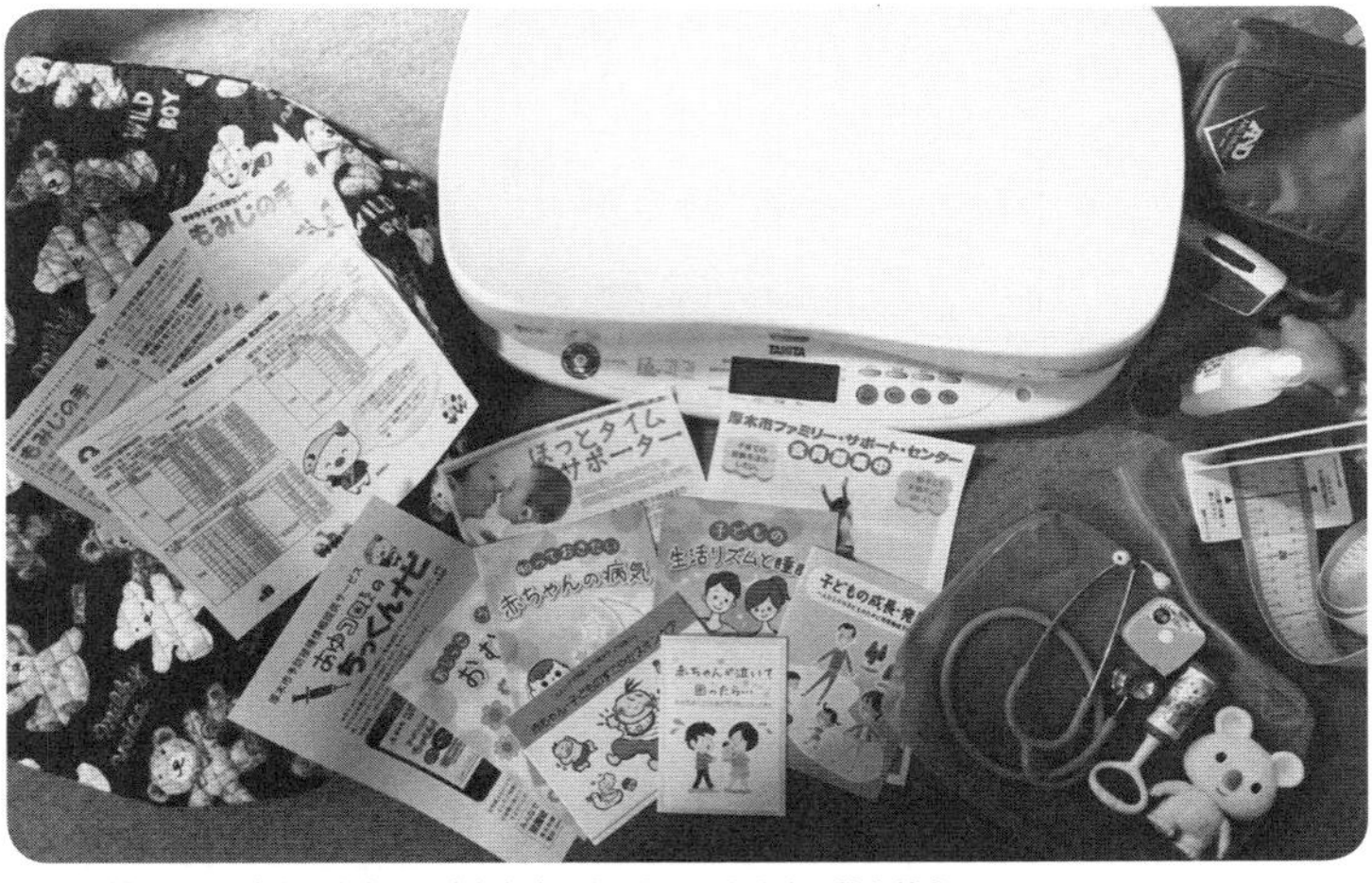


新生児訪問では体重計や聴診器、聴力を確認するためのおもちゃ等を持参

ところが何度連絡《れんらく》を取っても応答がなく、訪問してようすを聞くことになりました。訪問してみると、母親の注意に耳を傾《かたむ》けることなく駆《か》け回る子どもの姿がありました。母親に子どものようすを尋《たず》ねると、「確かに言葉はまだ出ていないけれど、もう気にならなくなったのでだいじょうぶです」と質問を遮《さえぎ》るように、はっきりと支援《しえん》を断る返事がありました。予想していた反応とあまりに違《ちが》っていたため、動揺《どうよう》する気持ちを抑《おさ》えながら、気になることがあった時の連絡《れんらく》先と、3カ月後の健診《けんしん》でお待ちしています、ということだけを伝えました。

そして、3カ月後の健診《けんしん》で声をかけると、母親は「まだ言葉が出ないので、さすがに心配になってきた」と話しました。具体的に話を聞いていくと、以前から気にはしていたもののあまり考えないようにしていたというのです。この時ようやく、私は一方的に支援《しえん》のあり方を提示しようとして、発達の遅《おく》れを受け入れられずに揺《ゆ》れ動く母親の気持ちをくめていなかったことに気がつきました。

子どもの言葉や理解力の遅《おく》れ方を考えると、療育《りょういく》機関の紹介《しょうかい》を検討してもよい段階でしたが、母親の気持ちを優先し、まずは親子教室に誘《さそ》うことにしました。最初は無断欠席もありましたが、そのつど連絡《れんらく》を取り、母親の気持ちが揺《ゆ》れ動いていると感じれば、とにかく話をしっかり聴《き》くようにしました。母親とともに、子どもにとっての最善の策を検討していくうちに、母親はもっとその子に合ったかかわり方を学べる場所があるのなら通いたいと話すようになりました。のちに、母親は療育《りょういく》機関を選択《せんたく》し、3歳《さい》児健診《けんしん》で会った時は、今も楽しく通っていることを話してくれました。そして、あの時療育《りょういく》機関を選択してほんとうによかったと話してくれたのです。

## 相手の目線に立った柔軟《じゅうなん》な思考をもつ

この経験は、その子にとって何がいちばんいい選択《せんたく》かを考えるさいに、親の気持ちに対するサポートがどれほど大切かを教えてくれました。保健師としての観点をもちながら、相手の目線に立つことが非常に重要なのです。

正しい答えはないけれど、その人なりの生き方を実現するために、ほんとうに必要な支《し》援《えん》のあり方を見極めていくことが求められると実感したのです。

子どもに真剣《しんけん》に一生懸命《いっしょうけんめい》に向き合うことは、親として当然なのでしょうか。時には、親自身も生きることに必死で、子どもにかま

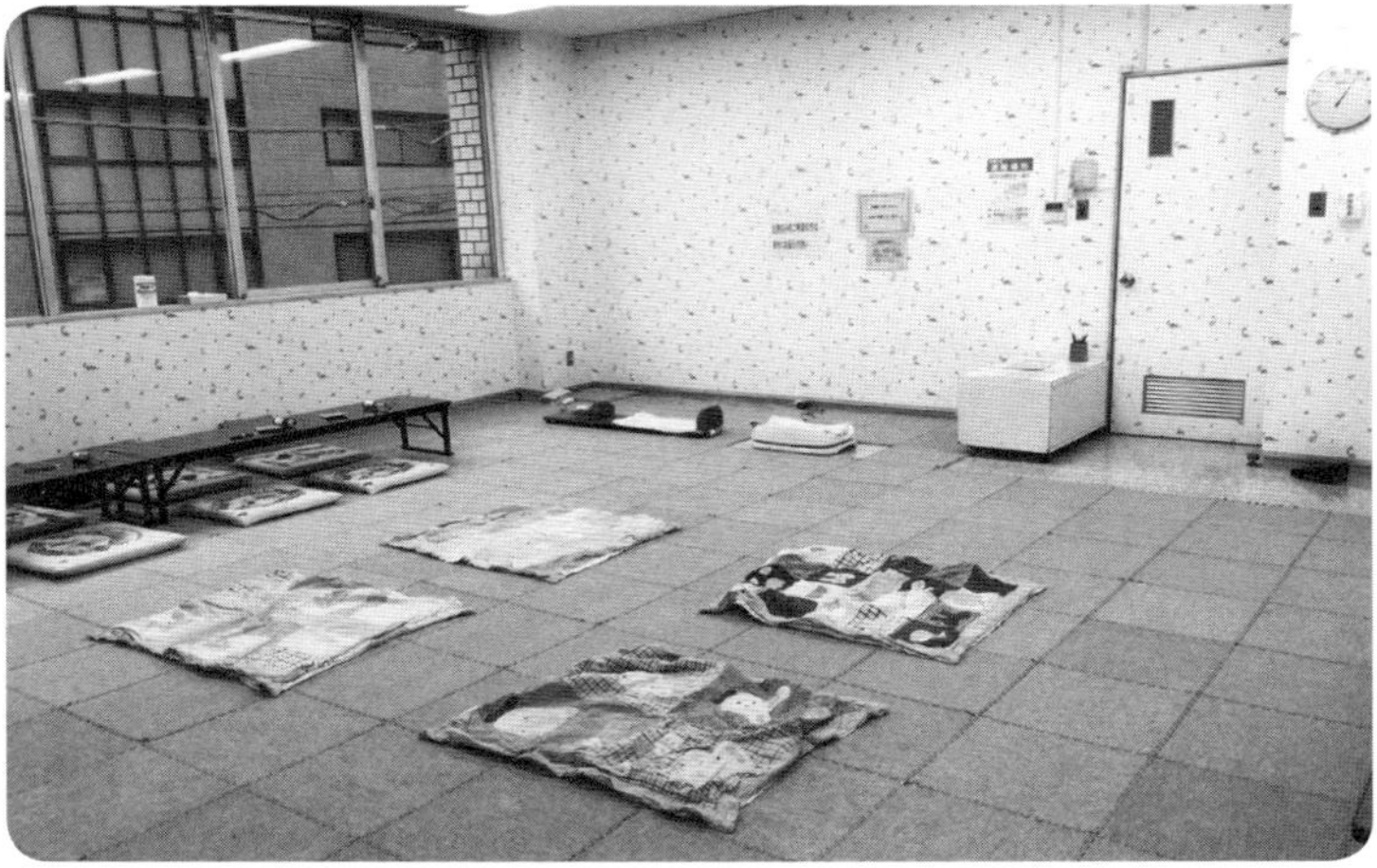

乳幼児健康相談では母子がくつろぎやすいよう部屋を工夫！

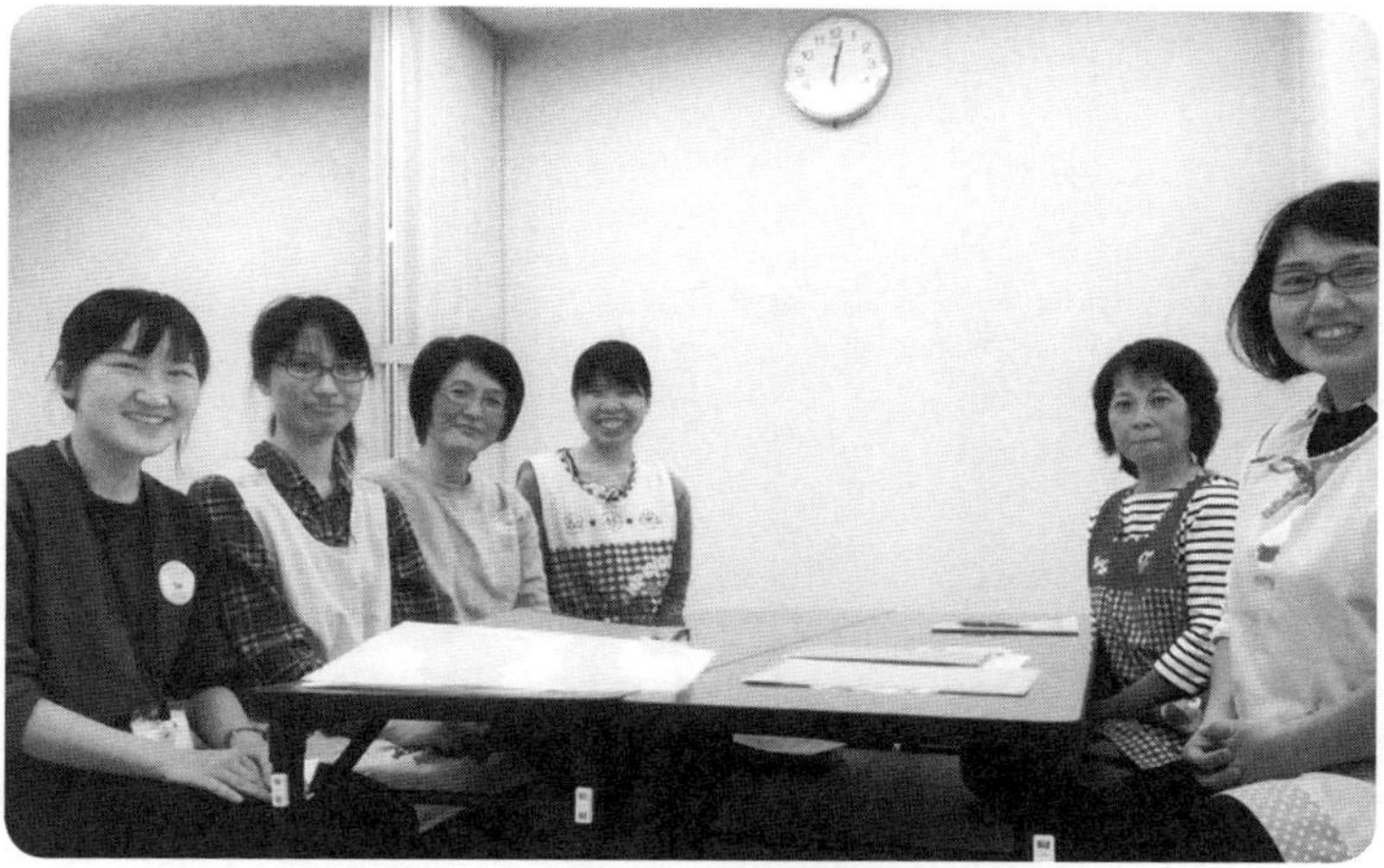
親子教室の後は、保育士や臨床心理士といっしょにふり返りをします

う余裕《よゆう》がなくなることがあります。また、一《いっ》生懸命《しょうけんめい》になるがゆえに、現実を受け止めることがつらくなったり、些細《ささい》なことで悩《なや》んだりしながら、戦いのような毎日を過ごすこともあります。完璧《かんぺき》な親など決していません。しかし同時に、どんな親も、本来は十分に育児をしていく力をもっていて、ほんの少しのサポートを得ることで育児に前向きになれるということに気付かされるのです。

保健師の仕事の難しいところは、自分とまったく考え方の異なる相手でも、相手の立場に立って物事を柔軟《じゅうなん》に考えていく能力が求められるということです。その力をつけるためにも、地域に出向き、人に会い、人と人とのつながりやぬくもりを感じ、その経験から、さまざまな価値観や考え方を学ぶことの大切さを感じています。

もちろん、子どもたちやその家族のサポートは、いつもうまくいくとは限りません。特に、事務的な作業が多い時や、サポートを必要とする家庭が多い時は、十分に納得のできる形で行えないこともあります。一生懸命《いっしょうけんめい》にかかわっていたつもりでも応じてもらえずに、無力さを感じることも少なくありません。

しかし、そこには必ず何らかの原因があり、少しでも改善するよう努力することで、すぐにはうまくいかなくても必ずつぎにつながると実感しています。

## 地域の中の保健師をめざして

現代は、障がいや疾患《しっかん》のある本人やその家族だけでなく、核家族《かくかぞく》化や少子高齢《こうれい》化により、高齢《こうれい》者、育児世代やその家族等、誰《だれ》もが孤立《こりつ》しやすい要因をかかえています。

そんな中、私は、つぎのような課題を感じ目標を掲《かか》げて、日々の業務に当たっています。

### ①「保健師」とは何かを伝える

仕事をしていると、まだまだ保健師という職種や役割が知られていない、と感じることが多くあります。保健師がめざしているのは指導的な立場で人を評価したり批判したりすることではありません。あくまでも、その人がどう生きたいかを知り、その人の求めるその人なりの生き方を支えていくことです。住民一人ひとりの生きづらさをとらえたうえで、住民すべてが主体になれるような地域づくりをめざす保健師の姿を、もっと伝えていく必要があると感じています。

### ②専門職や住民との協力体制を強める

最近の育児問題は、保健師だけでなく事務職者や民生委員、教育関係者、施設《しせつ》関係者、病院関係者等、そして住民の協力も得ながら、地域ぐるみで取り組まなければならないほど複雑化しています。さまざまな人たちとのあいだで協力し合って育児支援《しえん》の体制を強化し

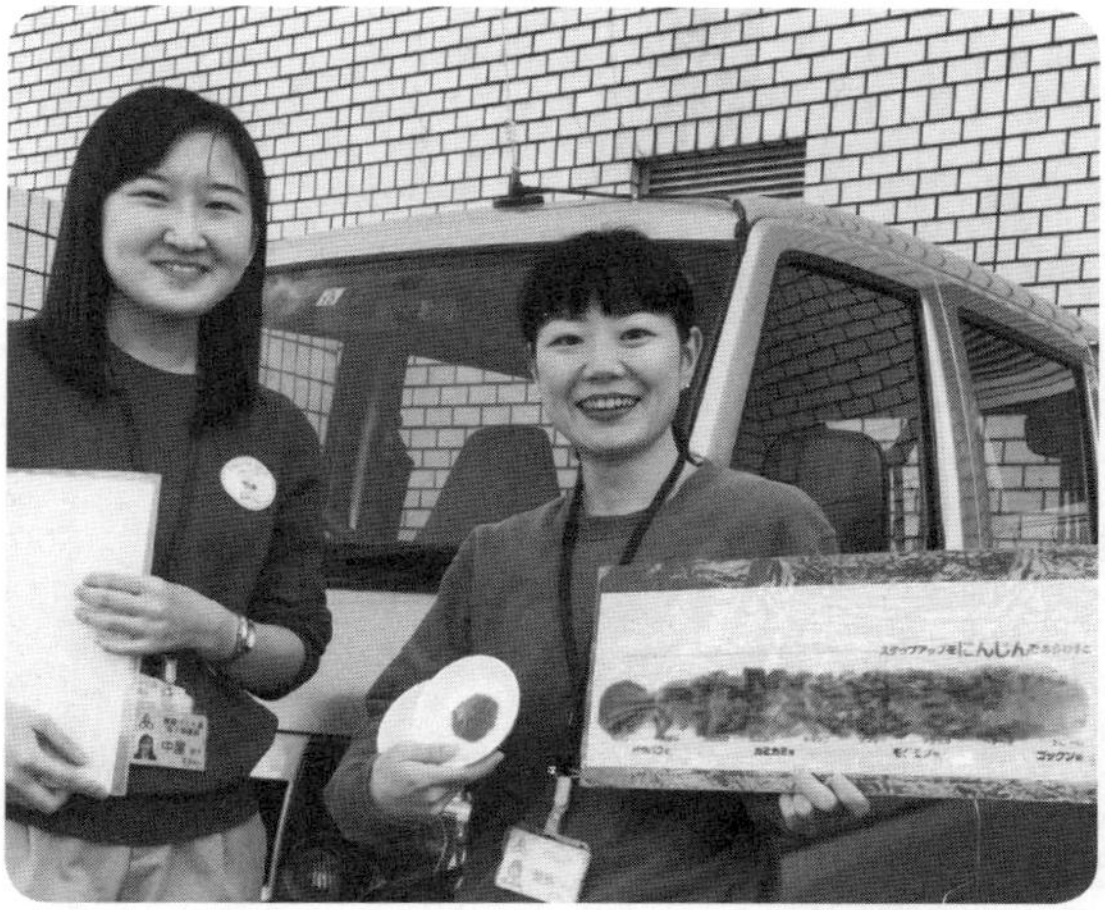

栄養士に同行して地域訪問。「生活しやすい地域づくりをめざします！」

ていくことで、どんなに複雑な問題にも取り組めるようになります。そうした環境《かんきょう》を整える必要があると感じています。

### ③生活しやすい地域をみんなでつくり上げる

保健師の最大の目標は、時間がかかったとしても、最終的にその人自身が自立して生きていく力をもてるように支援《しえん》することです。時には相談の場が複数あると知ることで、生きる力へとつながることもあります。制度や資源を活かし創造しながら支え支えられ生きていける地域にしたい。そのためにも保健師が懸《か》け橋になれるのではと感じています。

これから経験を積んでいく中で、住民の一人ひとりが少しでも安心して生活していける「地域」を、みんなでつくり上げたいと思っています。

ドキュメント 2 都道府県の保健所で働く保健師

# 地域の人びとの健康と生活を守りたい

東京都《とうきょうと》多摩《たま》立川《たちかわ》保健所《ほけんじょ》
山田《やまだ》梨沙《りさ》さん

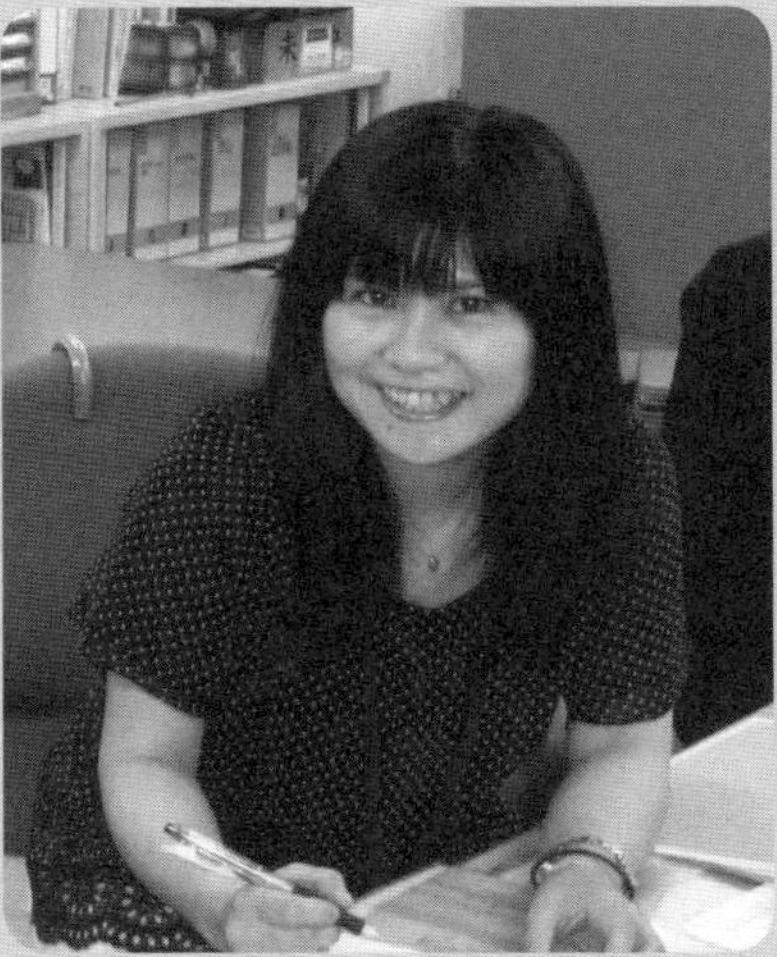

寄稿者提供（以下同）

## 山田さんの歩んだ道のり

中学生時代に祖父の介護《かいご》を経験したことで看護師をめざす。神経難病の患者《かんじゃ》さんと接する看護の現場で「あらゆる人びとが健康に地域で暮《く》らせるように働く」保健師の存在を知り、資格取得のために進学。東京都の保健師として就職し、産休・育休を取得しながら、島しょ地域や多摩地域を担当。「保健師の基礎《きそ》は人と接すること！　新たな分野の担当も増え、毎日が勉強です」。

## 看護師を経験し保健師資格取得へ

中学生の時、私は看護師にあこがれを抱《いだ》いていました。きっかけは、当時経験した祖父の介護《かいご》でした。親戚《しんせき》の看護師に教えてもらいながら、食事介助《かいじょ》や衣類の着脱介助《ちゃくだつかいじょ》等を経験したことで、看護師になりたいという気持ちがめばえました。

看護専門学校を卒業した後は病院へ就職し、神経内科病棟《びょうとう》でやりがいをもって働いていました。患者《かんじゃ》さんの多くは入院期間が長く、自宅で家族と生活したいという希望があっても、在宅の療養《りょうよう》態勢が整っていない等の理由から、願いが叶《かな》わない人がほとんどでした。

私は、神経難病の方が自宅で生活するために何が課題となっているのか、どのような制度が必要なのか、といった現状を把握《はあく》したいと考えました。すると、そのためには地域の人びとを支えている制度等の知識が必要であり、そうした知識をもとに、あらゆる人たちの健康を支えている活動をしているのは、保健師であることがわかりました。

私は保健師になろうと決め、資格取得のために1年間専門学校へ通いました。

## 地域で活動する保健師とは

保健師が支援《しえん》する対象は、地域で生活するすべての人びとです。乳児から高齢者《こうれいしゃ》、健康な人から病気や障がいのある人等、あらゆる人びとがかかえる健康課題を解決するため、患者《かんじゃ》さんやその家族を支援《しえん》していきます。また、その背景にある社会問題にも目を向けて関係機関や地域社会全体に働きかけていきます。そして、地域住民みずからが主体的に行動し、住民自身や地域全体の健康状態が改善するように支援《しえん》していきます。

私が働いている保健所は、都道府県が設置する行政機関です。精神保健、難病、感染症《しょう》等にかかわる相談・支援《しえん》を行うほか、市町村保健センターをはじめとする関係機関と連携《れんけい》して地域全体の健康課題の解決に取り組んでいます。

現在、東京都保健所に所属する保健師の勤務場所は、多摩地域と、伊豆諸島《いずしょとう》や小笠原諸《おがさわらしょ》島《とう》の島しょをはじめとして、都庁や精神保健福祉《ふくし》センター、健康安全研究センター（衛生研究所）等、多岐《たき》にわたっています。そのなかで、私が勤務した島しょ保健所八丈《はちじょう》出張所での保健師活動について紹介《しょうかい》します。

## 八丈島での保健師活動

みなさんは、八丈島がどこにあるか知っていますか。本州の南方約２９０キロメートルの海上に位置している、伊豆諸島南部のひょうたん形の島です。東京からは、飛行機であれば羽田《はねだ》空港から約60分、船であれば竹芝桟《たけしばさん》橋《ばし》から約10時間かかります。

気候は、年間の降水量が多い（全国第４位）、強風日数が多い（全国第7位）、年間を通じて雲が多く日照時間が少ない（全国第３位）等の特徴《とくちょう》があります。海に囲まれ、山や滝《たき》や温泉等もあり、大自然に恵《めぐ》まれています。また、夕焼けの後には満天の星空が広がります。天の川や流れ星もしばしば見ることができる自然にあふれた島です。

人口は２０１５年10月１日時点で７８４３

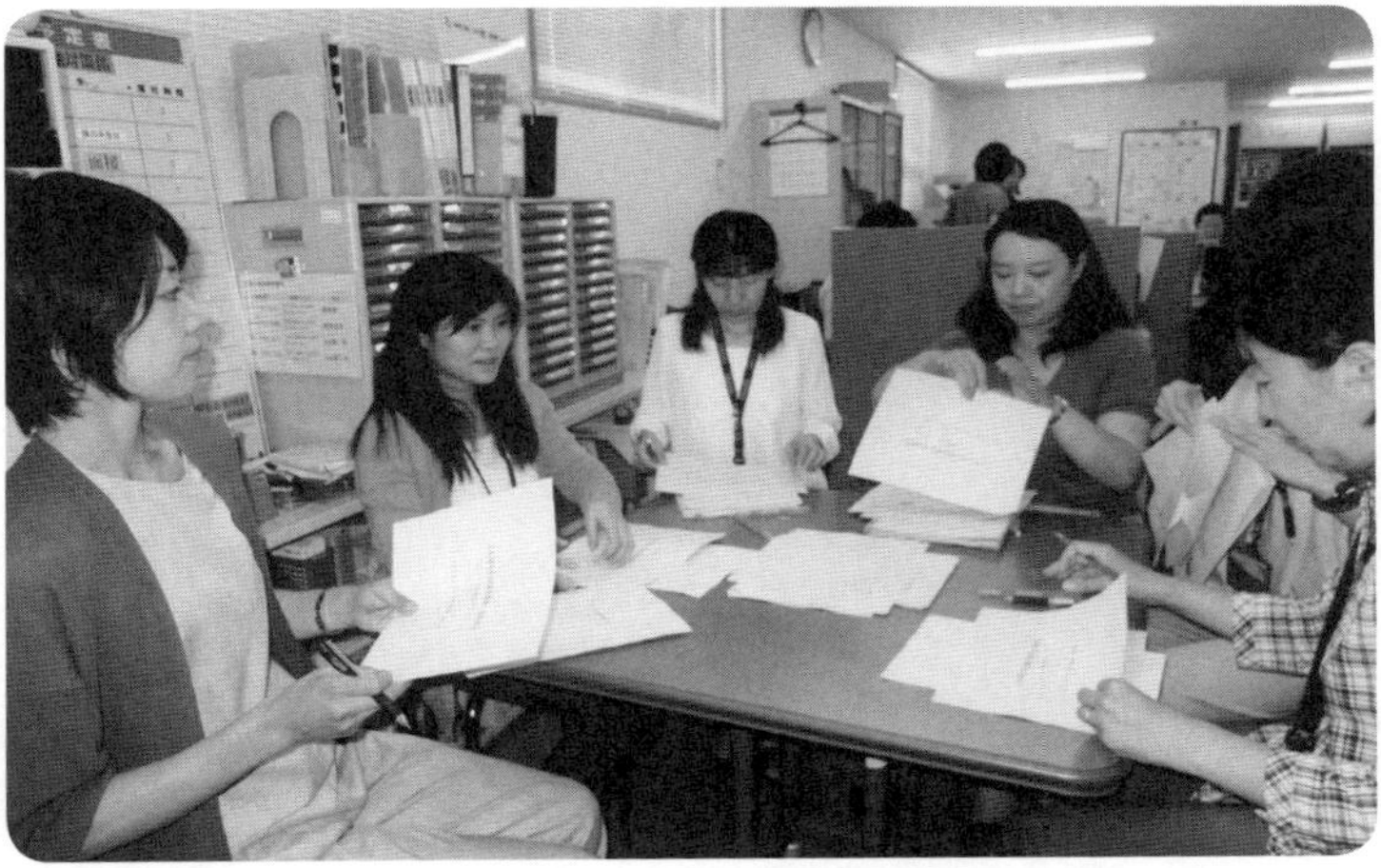

精神保健福祉士等同僚といっしょにミーティング

人、高齢《こうれい》化率は36・2％に達し、全国平均の26・7％と比較《ひかく》して、高い現状です。

島しょ保健所では、ほかの地域の保健所と同じように、精神保健、難病、感染症《しょう》に関する相談のほかに、一般《いっぱん》の地域住民や事業所を対象にした健康診断《しんだん》等の事業を実施《じっし》しています。保健所で働く保健師は2名体制のため、手の足りない時は他職種である所内職員に協力してもらうこともありました。

八丈島で勤務する保健師としての私のある一日をご紹介《しょうかい》しましょう。

**8時00分** 子どもたちを保育園に預けた後、車で5分ほどの距離《きょり》にある職場へ向かいます。

**8時25分** スケジュール表で本日の仕事内容の確認をします。午前中は毎月2回実施《じっし》しているる精神障害者短期アセスメントグループ（以下デイケア）があります。デイケアのスタッフは保健師2名と精神保健福祉《ふくし》士のグループワーカー1名です。参加メンバーは、統合失調症《しょう》等の精神疾患《しっかん》をかかえて地域で生活している8名です。午後は理学療法《りょうほう》士といっしょに難病患者《かんじゃ》さんのお宅を訪問します。

**8時30分**　メール確認後、一日のスケジュールを再点検して、デイケアの準備を開始します。

**9時00分**　デイケアのグループワーカーと保健所で打ち合わせです。本日の活動内容であるフラダンスの流れを確認してメンバーの情報を確認します。本日は事前に1名から「体調不良でデイケアを欠席します」と連絡《れんらく》があったので、その方の最近の体調変化や受診《じゅしん》状況《じょうきょう》、サービス利用状況《じょうきょう》を連絡《れんらく》し合います。

**9時30分**　保健所に続々とメンバーが集まってきたので、朝のミーティングを開始します。

---

前回から2週間経っており、この間のできごとをふり返り、近況《きんきょう》について一人ずつ話をしてもらいます。メンバーの一人から「最近よく眠《ねむ》れないことがある」という話があったので後ほど個人面接してゆっくり話を聞くことに。

**10時00分**　フラダンスの講師から基礎《きそ》知識や踊《おど》り方を教えてもらいます。フラダンスの衣《い》装《しょう》であるパウスカートを身にまとい、講師手作りのレイを首から提げて気分は完全にフラガールです。メンバーとスタッフ全員でフラダンスをします。格好は本格的なのに踊《おど》りはぎこちない私を横目に、メンバーの一人はしなやかに踊《おど》り続けています。メンバーの意外な一面を発見できた日です。

**11時30分**　メンバー、講師、スタッフ全員で本日の感想を伝え合い、次回の活動内容の確認をします。

**12時00分**　お昼休み。保健所職員8名で新鮮《しんせん》な魚料理が食べられるお店に行き、ランチ。島らしい豪快《ごうかい》な料理に舌鼓《したつづみ》をうちながら「いただきます」。

**13時00分**　週に1回の所内全体会です。副所長からほかの島の状況《じょうきょう》や八丈島でのできごと、行事予定について話がありました。その後、それぞれの職員の行動計画や上京予定を職員全体で報告し合いました。

**13時30分**　午前中に実施《じっし》したデイケアのアフターミーティングをグループワーカーと保健師で実施《じっし》します。本日欠席したメンバーの状《じょう》況《きょう》確認のため、保健師が直接本人に電話をすることに決まりました。

**14時00分**　理学療法《りょうほう》士と本日訪問する難病患者《かんじゃ》さんの身体状況《じょうきょう》等の情報を交換《こうかん》し共有しながら、理学療法《りょうほう》士に、確認、助言してほしい内容をあらかじめ伝えておきます。

**14時30分**　家庭訪問。私は、患者《かんじゃ》さんとご家族から近況《きんきょう》を確認して血圧や脈拍《みゃくはく》、酸素飽和《ほうわ》度を測定します。患者《かんじゃ》さんから「最近右側に傾《かたむ》き過ぎて転倒《てんとう》することもある」と相談を受けたので、毎日の歩数やどのような時に転倒《てんとう》しやすいのか等の確認をした後に、理学療《りょう》法《ほう》士と患者《かんじゃ》さんが歩行状態確認のために庭へ歩いていきます。その間に保健師と家族で話をします。患者《かんじゃ》さんの前ではなかなか話しにくいこと、たとえば、介護《かいご》の大変さや家族が日々感じている病状の変化等について話を聞くことができました。

　患者《かんじゃ》さんと理学療法《りょうほう》士が戻《もど》ってきます。靴紐《くつひも》の結び方が緩《ゆる》めであることを助言してその方に合わせて靴紐《くつひも》を結び直します。最後に杖《つえ》の使い方等を伝え、また訪問することを約《やく》束《そく》して保健所に戻《もど》りました。

**16時00分**　保健所に戻《もど》った後、理学療法《りょうほう》士と本日のふり返りをします。それぞれの専門的な立場からの情報を共有して、今後の病状進行にともない注意していくこと等の確認をします。最後に、次回の訪問計画の予定を立てます。

**17時15分**　デイケアと家庭訪問の記録を書いて本日の業務は終了《しゅうりょう》します。

## 上司からのひと言で見えてきたこと

ある患者《かんじゃ》さんは、統合失調症《しょう》をかかえ社会とのつながりをもたずに家族と生活していました。数年に1回程度、治療《ちりょう》中断をくり返していて、家族から相談が入るたびに、保健師は医師の受診《じゅしん》に同行して治療《ちりょう》再開への支《し》

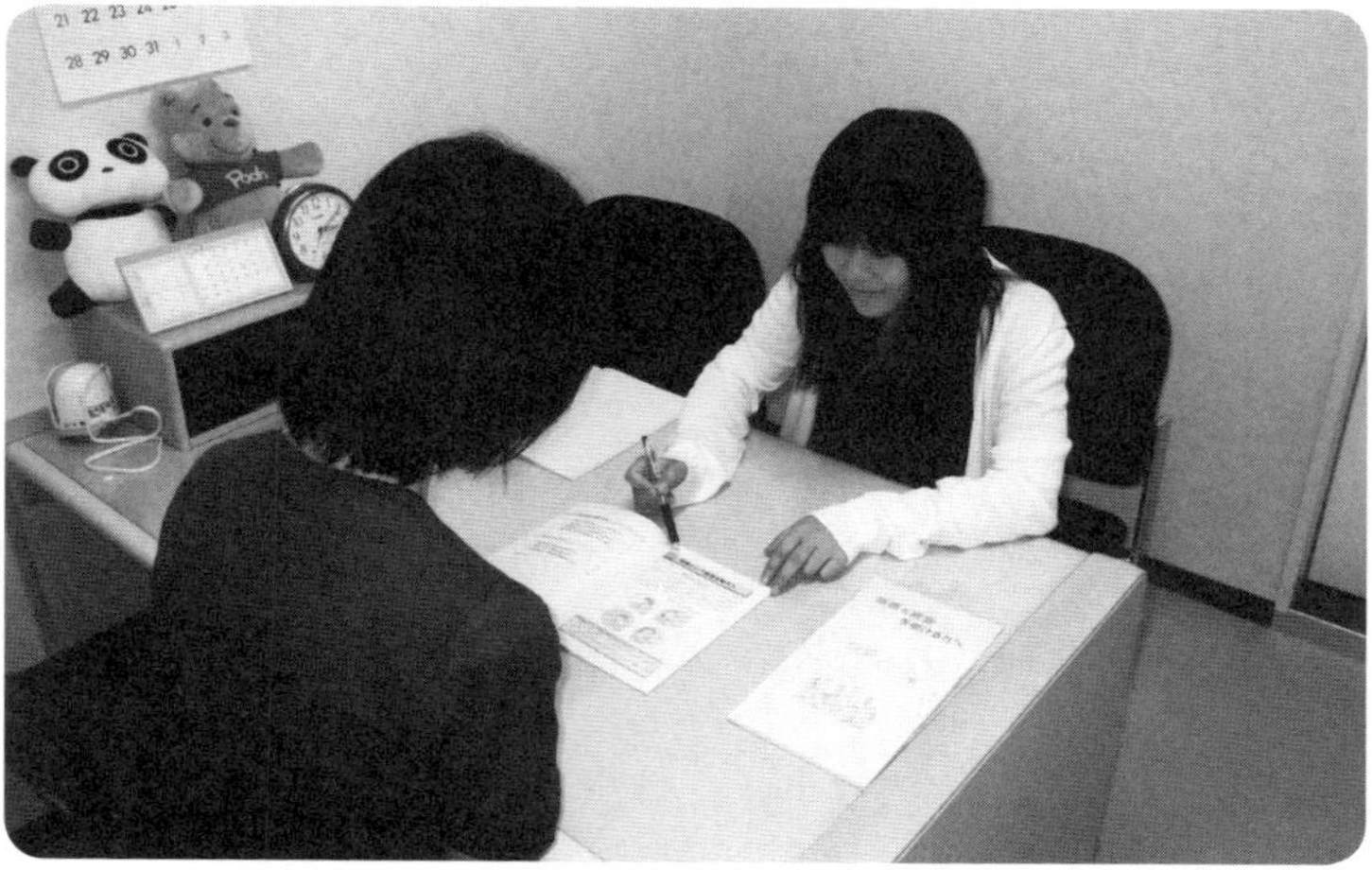

結核等病気についての危機管理、啓発活動も行います

援《えん》を行っていました。やがて治療《ちりょう》が継続《けいぞく》できるようになると、訪問をくり返しながらデイケア等への参加をうながしていました。ところがしばらくすると、徐々《じょじょ》に患者《かんじゃ》さんは保健師の受け入れを拒否《きょひ》するようになり、保健師とかかわりがないまま数年が経過していました。その間、治療《ちりょう》中断をしていることがわかりました。

私がこの患者《かんじゃ》さんとかかわったのは、家族から、治療《ちりょう》を中断してしまい困っていると相談を受けたからです。家族からの希望により、数年ぶりに保健師がかかわることになりました。かかわりを開始して間もなく、同行受診《じゅしん》により治療《ちりょう》が再開されました。私は受診《じゅしん》が継《けい》続《ぞく》できるようになった患者《かんじゃ》さんに対して、社会参加してほしいと思いました。

どのように患者《かんじゃ》さんへアプローチしようかと悩《なや》んでいた時に、上司から「誰《だれ》が何に困っているのか考えてみて」という言葉をなげかけられました。私はハッとしました。患者《かんじゃ》さんの生育歴をたどると家族関係の複雑さから、幼少期より社会とのかかわりをほとんどもたずに生活してきたことがみえてきました。その方は社会に参加することを望んでいないどころか保健師から集団活動の場に参加するようううながされることは苦痛でしかなかったことに気がつきました。私の思い描《えが》いていたあるべき姿が押《お》しつけとなっており、患者《かんじゃ》さんの望む姿とは一致《いっち》していなかったのです。

それから、私は患者《かんじゃ》さんの意見に耳を傾《かたむ》けて今後どのように生活をしていきたいのか、時間をかけて何度も話し合いをしました。その結果、保健師を拒否《きょひ》することなく受け入れてくれるようになりました。

人にはそれぞれの価値観や生き方があります。保健師はそれぞれの担当者と認識を共有しながら、かつ、患者《かんじゃ》さんの希望も聞きながら、めざす形に近付けられるよう、援助《えんじょ》していくことが大切であると実感しました。

時には、より患者《かんじゃ》さんに身近な町役場の保健師や、患者《かんじゃ》さんが生活しているグループホーム職員や職場の従業員等と連携《れんけい》を強化して対応に当たることもあります。関係者同士協力して、患者《かんじゃ》さんを医療《いりょう》につなぐことができ、地域生活を再開してもらえた時は、とてもうれしいものです。

住民の健康課題や健康的な力を判断しながら、望ましい姿をそれぞれの方と共有して望ましい姿に近付けるようにしていくことが大切であることを実感しました。

## 保健師としてのやりがい

島では住民一人ひとりとじっくり向き合う時間がもてること、生活の場面が把握《はあく》しやすいことから、保健師活動の基本である対人関係について、落ち着いて取り組むことができました。また、保健師として活動することで地域を支えていると実感でき、地域の人たちを笑顔《えがお》にできることが魅力《みりょく》だと感じました。

看護師として働いていた時には、医師の指示のもとマニュアル等を確認して業務に当たっていましたが、保健師には事細かなマニュアルがありません。その時の対象者の状態、取り巻く環境《かんきょう》やその方との関係性によって対応方法は変わってきます。いろいろ悩《なや》みながら支援《しえん》した結果、健康課題をかかえた住民が少しずつ変化していく姿を目の当たりにすると、保健師としてのやりがいを感じました。

## 今後も地域の人びとや仲間とともに

東京都の保健師として就職してから、産休・育休を取得しながら7年間、地区を担当して精神障がい、難病の方たちにかかわりました。保健師活動の基礎《きそ》を身につけた後、島で2年間勤務しました。そして現在は多摩立川保健所で感染症《しょう》対策の仕事をしています。感染症《しょう》担当の業務は、大きく分けると結核《けっかく》対策、結核《けっかく》以外の感染症《しょう》対策、エイズを含《ふく》む性感染症《しょう》対策の三つです。先輩《せんぱい》からの助言を受けつつ、感染症《しょう》に関する勉強をしながら日々奮闘《ふんとう》しています。

新たな分野での業務に身が引き締《し》まる思いですが、保健師活動の基礎《きそ》が対人関係であることに変わりはありません。これからも、保健師活動を続けていくかぎり、悩《なや》みはつきませんが、初心を忘れずに同僚《どうりょう》や先輩《せんぱい》に相談しながら、人びとの健康と生活を守れるようにはげんでいきたいです。

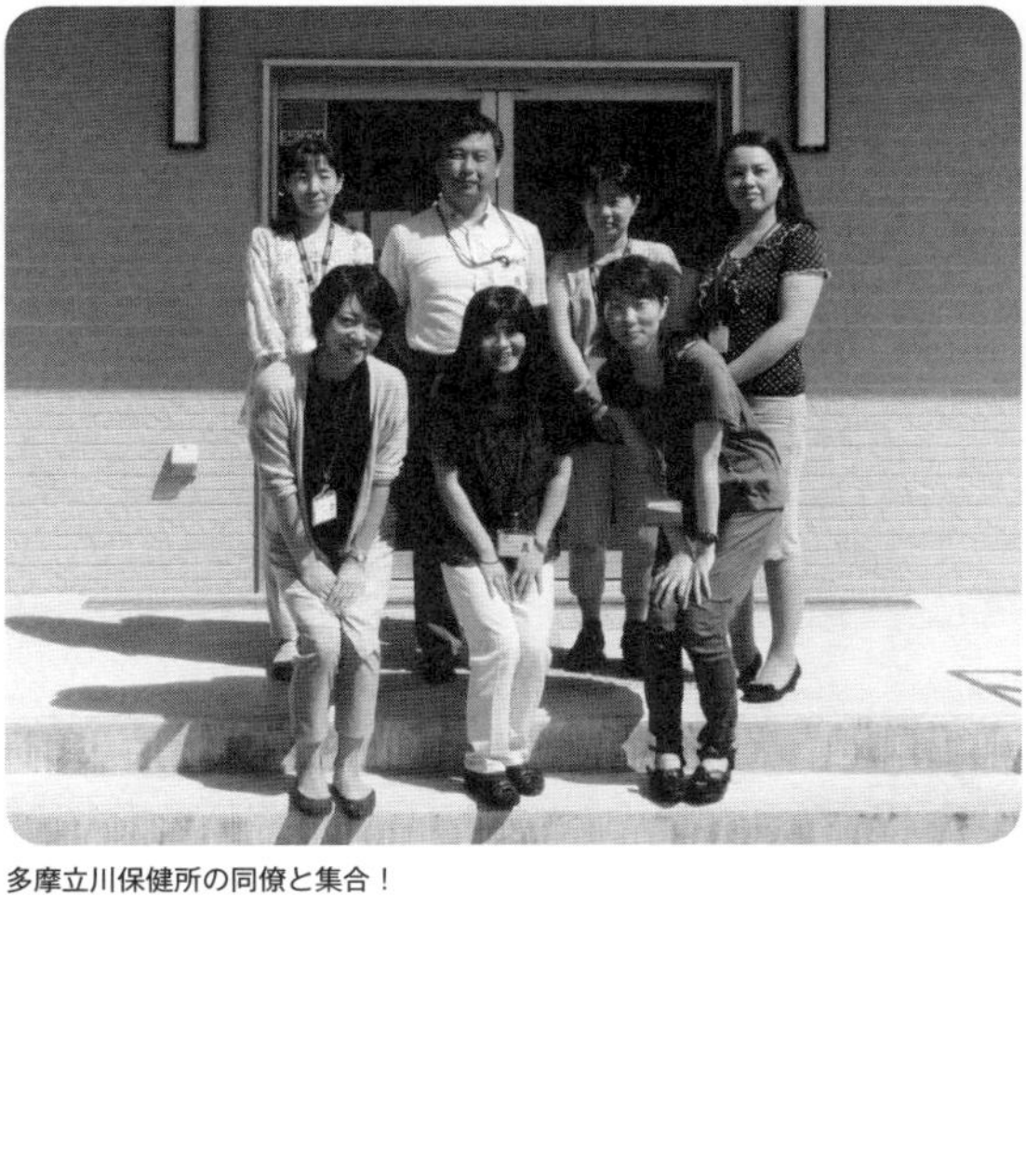

多摩立川保健所の同僚と集合！

ドキュメント 3 中学校の養護教諭

# 子どもの心と体に寄り添う

茨城《いばらき》県《けん》つくばみらい市立《しりつ》
谷和原中学校《やわらちゅうがっこう》
古《ふる》谷《や》明《あき》子《こ》さん

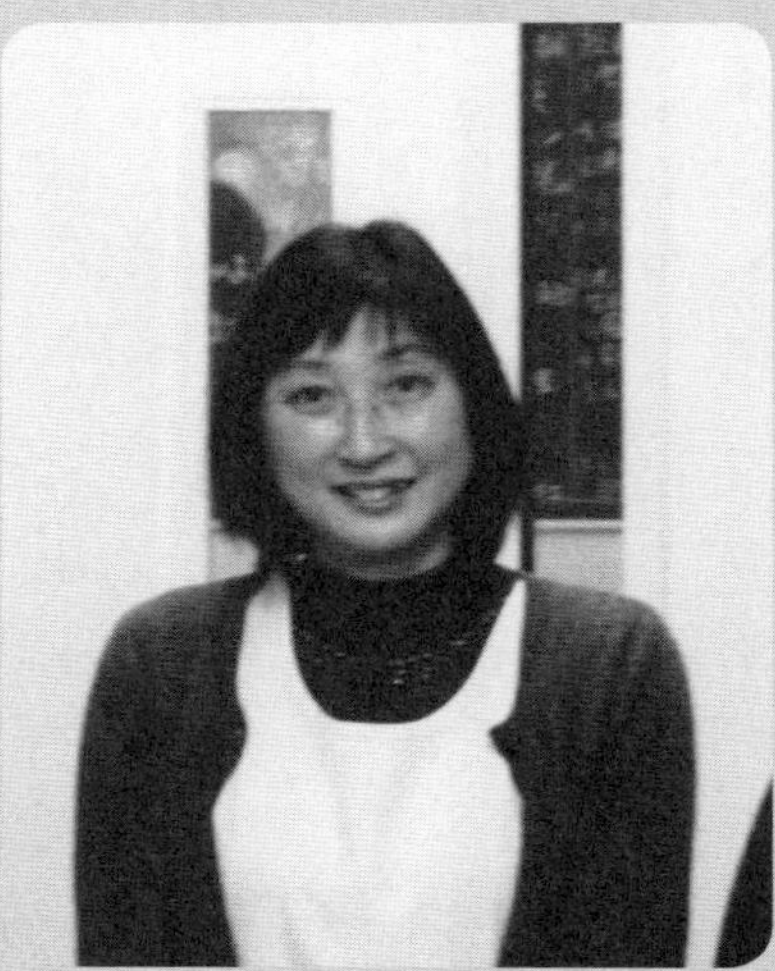

寄稿者提供（以下同）

## 古谷さんの歩んだ道のり

白衣を着る仕事にあこがれて、高校時代には看護師を志望。子ども好きの面もあり、学校で働くことにも興味があったため、両方の願いを叶《かな》えることができる養護教諭《きょうゆ》という職業を選択《せんたく》。現在までに小学校2校、中学校3校を経験している。ナースエプロンを仕事着にして、ポケットに体温計、絆《ばん》創膏《そうこう》、ペン、携帯《けいたい》電話を入れて子どもの訴《うった》えに寄《よ》り添《そ》う日々を送っている。

## 「保健室の先生」として働く

「先生は、どうして保健の先生になったのですか?」「白衣にあこがれがあったから、そ「保健の先生にも興味があったからです」して学校の先生をしていて大変だと思うことは何ですか?」「自分の思いがほかの先生方や中学生に伝わらなかった時です」

「保健の先生になってうれしかったことはありますか?」「先生が保健室にいてくれてよかったと言われた時です」

これは、谷和原中学校の1年生が総合学習で行った「職業調べ」で、私がインタビューに答えた時の会話です。

ふり返ってみると、「保健の先生」「保健室の先生」と呼ばれる養護教諭になって30年が過ぎようとしています。私の養護教諭人生をひもときながら、養護教諭という職業についてみなさんにご紹介《しょうかい》していこうと思います。

## 新規採用は新設校

私の養護教諭としての第一歩は、新設の小学校でした。養護教諭は、大規模校であれば複数人が働いていることもありますが、基本的にはひとつの学校に一人です。この新設校も、養護教諭は私一人でした。当然のことながら引き継《つ》ぎも前任者の資料もなく、すべてがゼロからのスタートでした。

新任であってもベテランであっても、養護教諭に求められる仕事内容は同じです。4月当初は、緊張《きんちょう》と不安の中、子どもを迎《むか》える準備に必死になり、周囲の先生方の行動を見て学んだり、近隣《きんりん》校の先輩《せんぱい》養護教諭から健康診《しん》断《だん》の実施《じっし》計画や月ごとの保健指導資料をもらつたりして、助けてもらいました。

仕事での悩《なや》みはつきず、先輩《せんぱい》の養護教諭に何度も電話で相談しました。そのたびに「また遠慮《えんりょ》なく、いつでも困ったら電話ちょうだいね」と言ってもらい、うれしくて涙《なみだ》を流したこともあります。そのおかげで今日まで養護教諭を続けてこられたと実感しています。

## 保健室でのかかわり

子どもが保健室のドアを開けた瞬間《しゅんかん》から、養護教諭は子どもとのかかわりを始めています。昼休みのこと、中学校に入学したばかりの、ふだんは元気な努《つとむ》さん（仮名）が、つらそうな表情で保健室にやって来ました。顔が、やや赤いようにも見えます。私は「どうしたの?」と問いかけました。努さんは「体がだるくて、咳《せき》が出る」と訴《うった》えました。努さんを

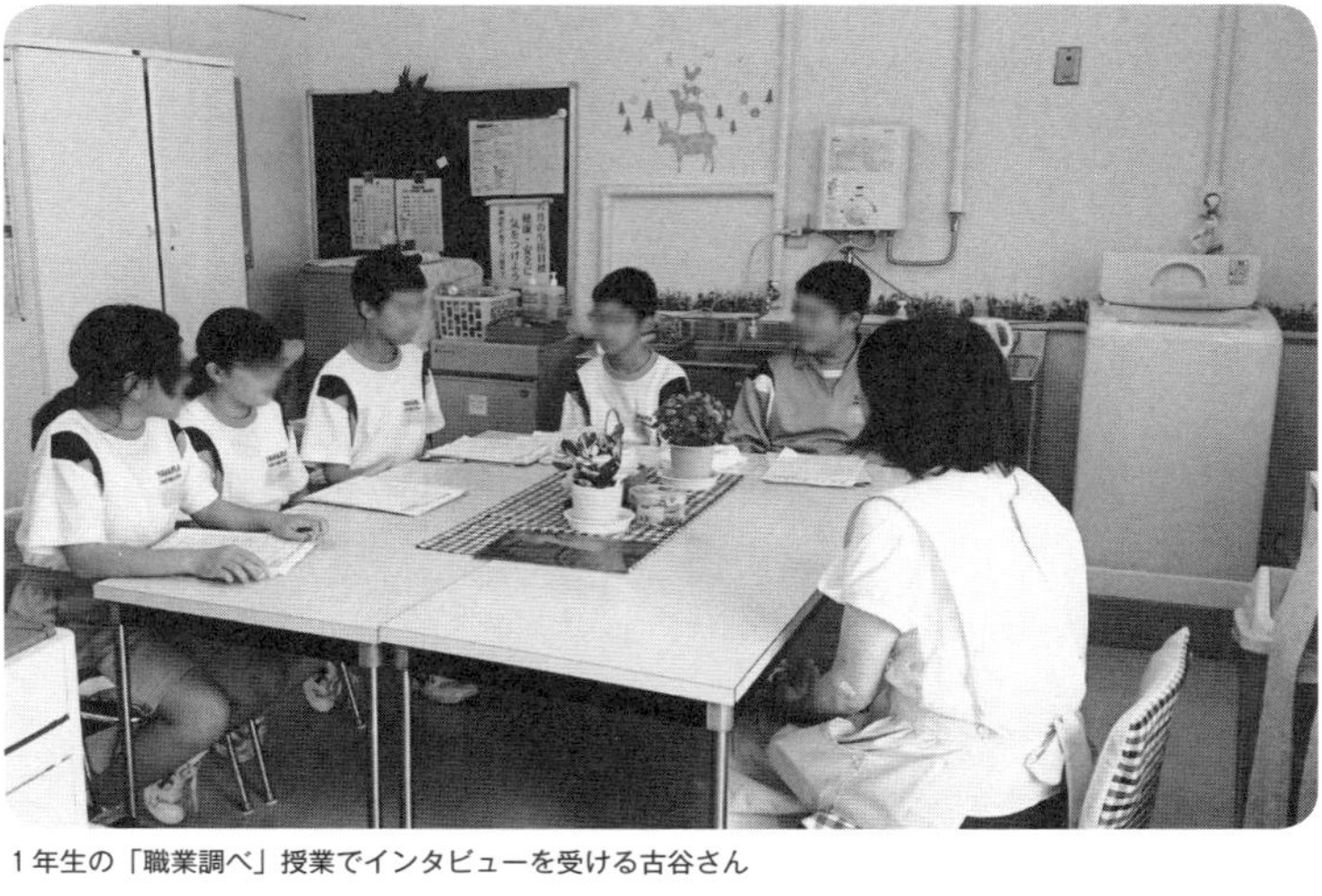

1年生の「職業調べ」授業でインタビューを受ける古谷さん

ベッドに休ませ、額に手を当て、熱があるか調べながら、いつから症状《しょうじょう》があるのか、昨日はどのくらい眠《ねむ》れたのか、今朝は食欲があったのか等を質問します。

養護教諭は、保健室に入ってくる子どもの表情・顔色・声のトーン・体の動き・姿勢等の全身状態を観察しつつ、子どもの発する言葉に耳を傾《かたむ》け、体に手でふれ、判断します。

努さんのつき添《そ》いで来室した浩《ひろし》さん（仮名）と孝《たかし》さん（仮名）がそのようすを見ていて、「僕《ぼく》も」と言って、自分の額を私のほうに向けてきました。中学生にもなって甘《あま》えていると思うかもしれませんが、もちろん私はこの2人の額にもしっかりと手を当てます。

「よかった。浩さんと孝さんは熱がなさそうだよ」と伝えると、2人はうれしそうな表情を見せました。私は努さんの訴《うった》えや症状《しょうじょう》を観察した結果から、家庭に連絡《れんらく》して早退することが適当と判断し、努さんにも伝えました。

養護教諭は、けがや病気の手当てをした後、教室に復帰させるか、保健室でようすをみるか、保護者に連絡《れんらく》し早退させるか、医療《いりょう》機関を受診《じゅしん》させるか等の判断をします。緊急《きんきゅう》性や重症《じゅうしょう》度の高い場合は、救急車を要請《ようせい》し、医療《いりょう》機関へ搬送《はんそう》することもあります。それらは養護教諭一人で行うことはなく、校長、担任をはじめとする先生方と協力して行います。

さて、早退という言葉を聞いた先ほどの浩さんと孝さんは、努さんの早退を私の代わりに担任に連絡《れんらく》しに行ったり、努さんのカバンを教室から持ってきたりと大活躍《だいかつやく》です。その姿を見て、努さんは熱のある、赤い顔で「ありがとう、悪いな」とベッドの中から小さな声で、2人に感謝の気持ちを伝えました。

来室した子どもを温かく迎《むか》え入れ、寄《よ》り添《そ》い対応する姿勢は、養護教諭にとって不可欠です。さらに、養護教諭が子ども一人ひとりの存在を認め、来室した誰《だれ》でもに、公平に接することで子どもは「自分は大事にされている」と感じ、やがて友人をいたわることを学び、人とかかわっていく力も培《つちか》われるのです。

## 継続《けいぞく》してかかわる

勇《ゆう》さん（仮名）は、バスケットボール部の練習中、誤って転倒《てんとう》してしまい左足関節を痛めてしまいました。私は、勇さんの負傷部位を確認しアイシング（アイスパック等で筋肉を冷やすこと。炎症《えんしょう》をおさえる効果もある）をしました。その後、整形外科を受診《じゅしん》した結果、左足関節捻挫《ねんざ》で全治３週間との診断《しんだん》、つぎの日から勇さんの松葉杖《まつばづえ》での登校が始まり

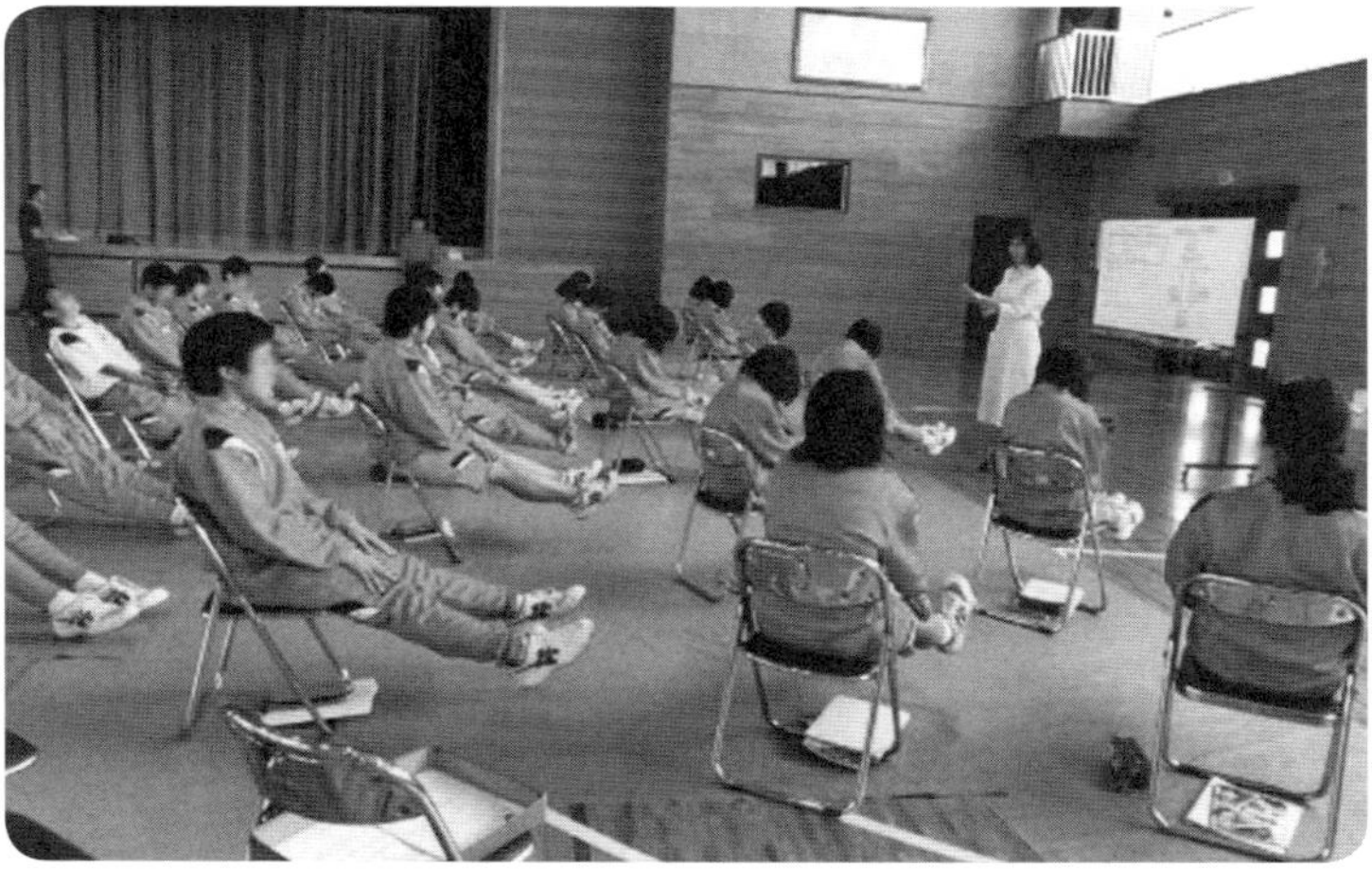

ストレスとの上手なつきあい方を伝える、ストレスマネジメント授業

ました。養護教諭は、けがをした子どもがいれば、患部《かんぶ》の経過や通院状況《じょうきょう》についても、常に把握《はあく》します。さらに学校でけがをして病院等にかかった場合には、医療《いりょう》費の給付を請求《せいきゅう》するための手続き等も行います。

勇さんが教室移動をする時や体育の授業を見学する時は寄《よ》り添《そ》い、いっしょに行動することもあります。「何かイライラする。はやく運動がしたい」と訴《うった》えた時は、「そうだよね。今、自由に歩けないからつらいよね。早くけがを治したいよね」と勇さんの思いとつらさに共感し勇気づけます。これは医療《いりょう》現場ではなく養護教諭だからこそ、できることです。けがをした子どもに救急処置を施《ほどこ》し、病院に搬送《はんそう》することだけではなく、けがが治るまで、子どもの体と心につきあうことも養護教諭の大切な役割です。学校に入学してから卒業するまでのあいだ、継続《けいぞく》して子どもの健康や成長にかかわることができるのも、養護教諭という仕事の特徴《とくちょう》であり、やりがいでもあります。

## 保健室という空間の意味

保健室は、身体面のみでなく、心の健康問題をあわせもつ子も多く来室します。そうした子どもへの窓口となること、問題に対応することは、養護教諭の新たな役割のひとつとして期待されています。

「ここに居させてもらっていいですか?」と保健室にゆかりさん（仮名）が来室しました。ゆかりさんは、前髪《まえがみ》を長く垂らし、その表情や思いを周囲に悟《さと》られまいとする感じで、人と目を合わせず、うつむいたままでいることが多い子でした。やがて、ゆかりさんは教室でなく保健室に登校する日々が続きました。ある日、何気ない会話の中で、「早く高校に入学して、卒業して、自立して一人暮《ひとりぐ》らしをしたい」と、ゆかりさんがはじめて将来のことを語ってくれました。その後、自分の家庭環境《かんきょう》が変わることがどうしてもいやで納得できなかった気持ちや家族への思いをぽつりぽつりと話し始めました。

保健室に登校していたことに関しては、「自分でもなんで教室に行けなくなったのかわからない。でも保健室だったら登校できた」「先生に話を聴《き》いてもらいたかったわけでなく、ただ自分を見つめる居場所がほしかっただけなのかもしれない」と自分自身をふり返りました。つぎの日、ゆかりさんは長かった前髪《まえがみ》を短く切り、教室に登校することができたのです。

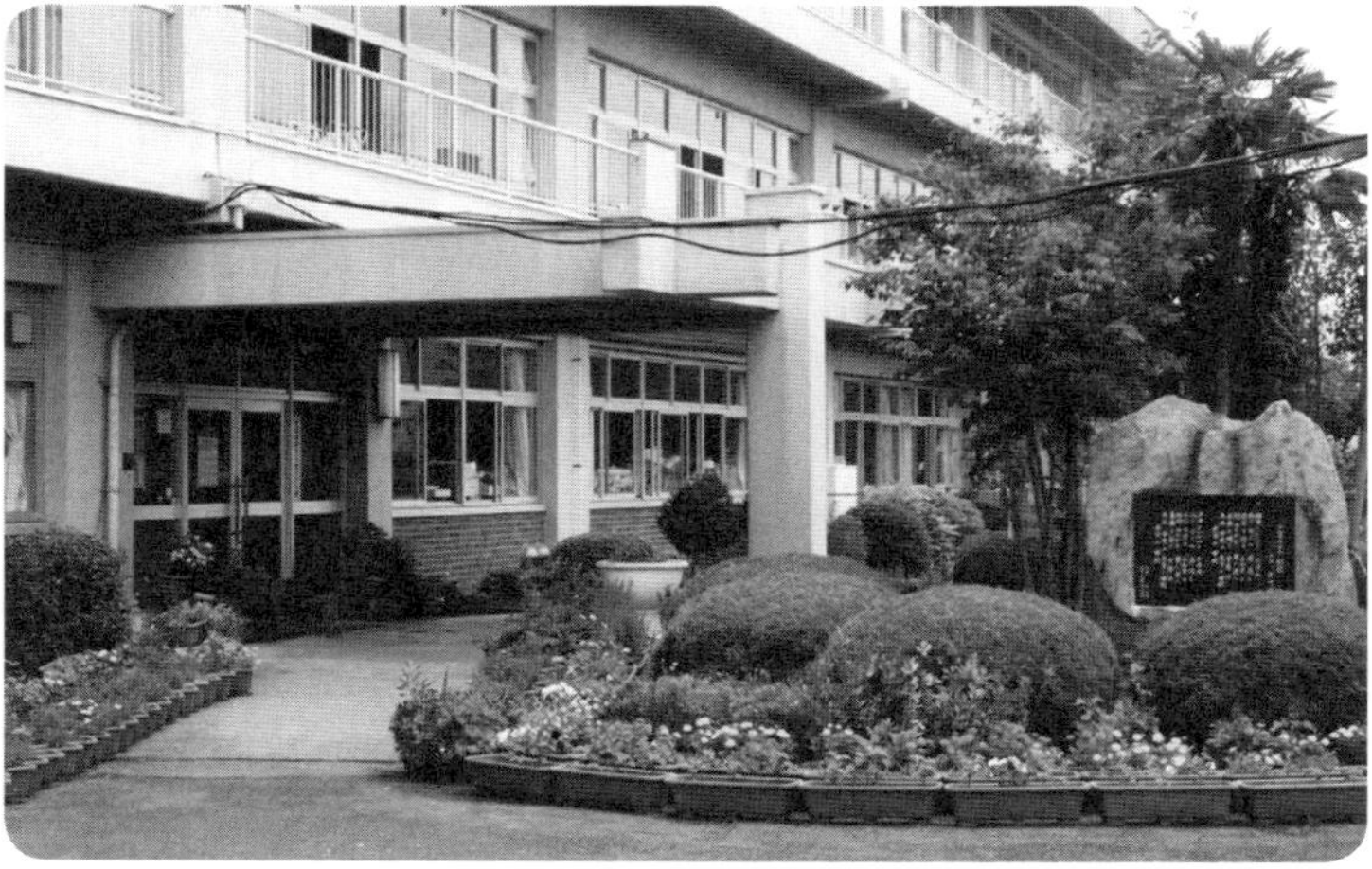

校舎の１階、日当たりのよいところに保健室は位置しています

心身が不安定でなかなか自分の思いを伝えられない子どもに対しては、緊急性《きんきゅうせい》がある

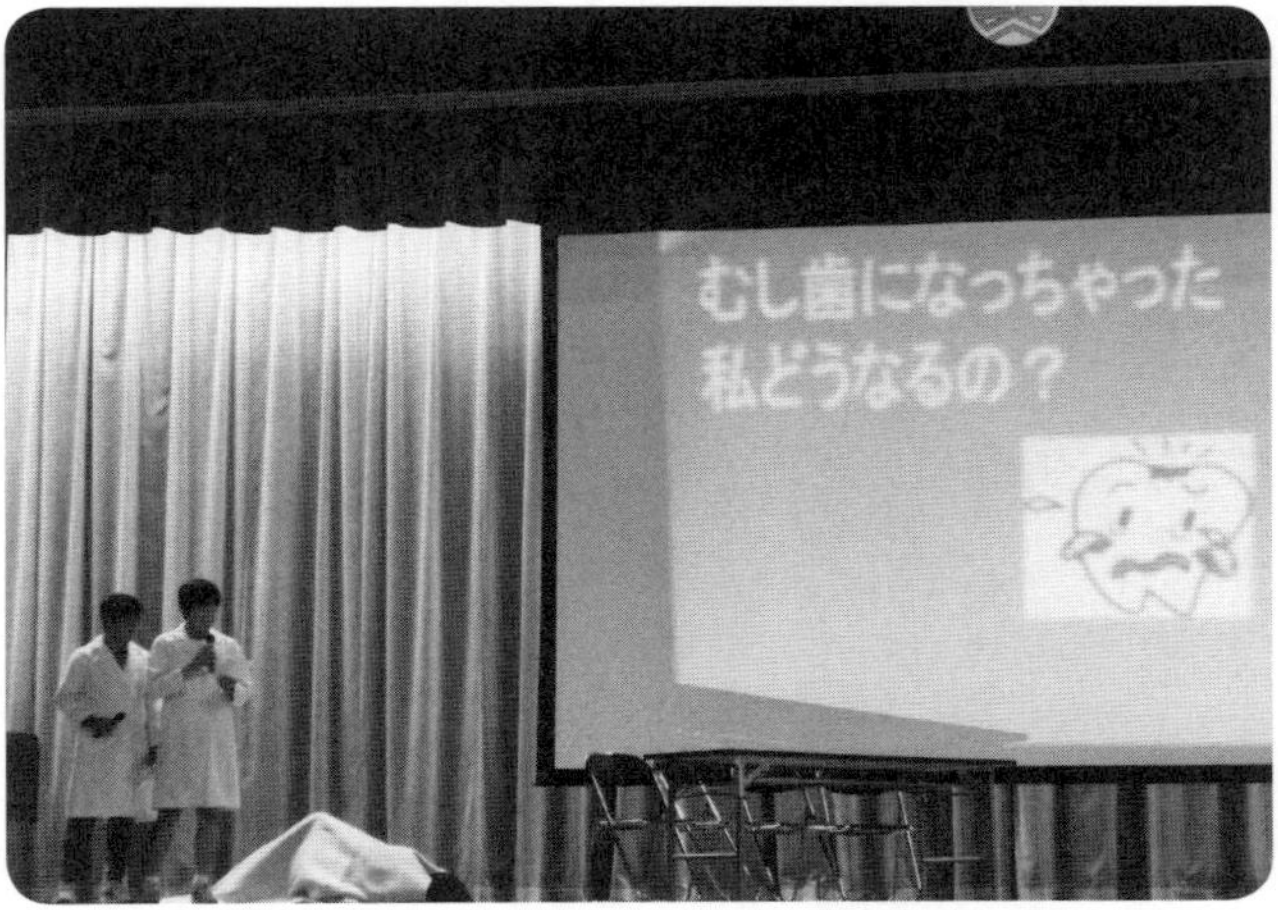

保健委員の子どもたちによる「むし歯予防集会」

場合を除き、あせらずじっくりと時間をかけてかかわりをもちます。自分の存在価値がわからなくなった子どもにとって、周囲から距離《きょり》を置いて、みずから内省できる（自分の考えや行動を深くふり返ること）居場所としての空間は、教室ではなく、いつでも誰《だれ》でも気軽に入ることができる保健室なのかもしれません。そこには、評価しない、存在を否定しない養護教諭がいて、子どもにとっての重要な存在になっています。子どもと時間と気持ちを共有することが養護教諭に求められています。

## 健康観察から見えてくる子どもの姿

学校は集団生活の場なので、感染症《しょう》の発生および拡大を最小限に防ぐという役目もあります。学級担任は、毎朝出欠席をとりながら、子どもたちの健康観察をします。養護教諭は、

子どもの健康を守るうえで、その健康観察の結果をいち早く把握《はあく》し、集計をして、インフルエンザ等の感染症《しょう》の早期発見に役立てます。集団発生が疑われる場合は、校長や教頭に連《れん》絡《らく》を取り、学校医の指示を受けます。時には、感染拡大防止のため学級閉鎖《へいさ》等の措置《そち》をとることもあり、感染者数が明記された資料を校長に提供します。

健康観察から友人とのトラブルを発見し解決に至ったケースもあります。中学2年生の良美《よしみ》さん（仮名）は学校には登校していましたが、健康観察でいつも「気持ちが悪い」と担任に訴《うった》えていました。しかし、良美さん自身が保健室に来室することはありませんでした。担任は健康観察後、気持ちが悪いと訴《うった》えた良美さんに「最近、気分不良が続いていて心配だから、今からちょっと保健室に行って、先生にみてもらっておいで」とうながしました。常に教室で良美さんと接している担任が良美さんのようすがいつもと違《ちが》うことに気付き、養護教諭につなげたのです。良美さんの気分不良の症状《しょうじょう》について話を聴《き》くうちに、最近仲の良かった友だちとSNSがきっかけでけんかとなり、それがもとで夜、眠《ねむ》れなくなったことが判明しました。担任と養護教諭が連携《れんけい》し、子どもの身体不調の訴《うった》えを大切にし、そこから子どものかかえている問題をあきらかにして問題解決につなげることは、きわめて重要です。

## 健康教育と養護教諭

養護教諭は救急処置や健康相談等を行うだけでなく、子どもといっしょに委員会活動を行ったり、時には教室で学級担任や教科担任といっしょに健康教育をしたりすることもあります。子どもの実態を把握《はあく》し、健康課題が見えやすいため、実際の保健指導に活かすことができます。健康教育の教材は子ども自身の心と体であり、今までの生活をふり返り、これからの生活をどう過ごしていくのか考えさせることにつなげていきます。自分の身体に向き合って真剣《しんけん》に学んでいる時の子どもの瞳《ひとみ》は輝《かがや》いています。私は、この子どもたちの輝《かがや》いている瞳《ひとみ》が大好きです。

## 「養護」とは

この仕事をしていて実感するのは、養護教諭には、日々の子どもとのかかわりが何よりも大切だということです。また、専門職として自分の力量を高めていかなくてはなりません。常に、自分の実践《じっせん》はどうだったのか？ 良かった点は？ 改善点は？ 等とふり返り、つぎに活かしていく必要があります。子どもとかかわると多くの学びと感動があります。この仕事に魅力《みりょく》を感じたら、ぜひ養護教諭をめざしてください。養護教諭への道を志望するあなたを私は心から応援《おうえん》しています。

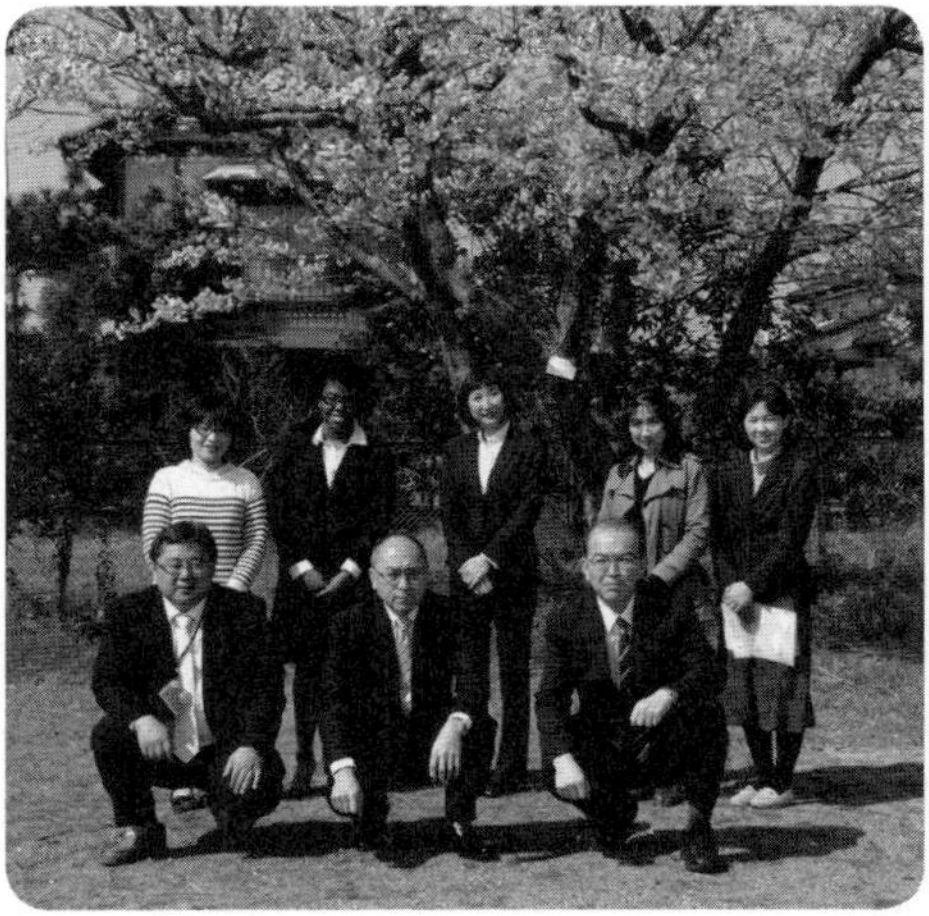
先生方といっしょに子どもたちに寄り添っています

ドキュメント 4 小学校の養護教諭

# 「チーム学校」の一員として子どもの成長を見守る

岩手県《いわてけん》紫波町立《しわちょうりつ》片寄小学校《かたよせしょうがっこう》
小《お》野《の》美《み》保《ほ》さん

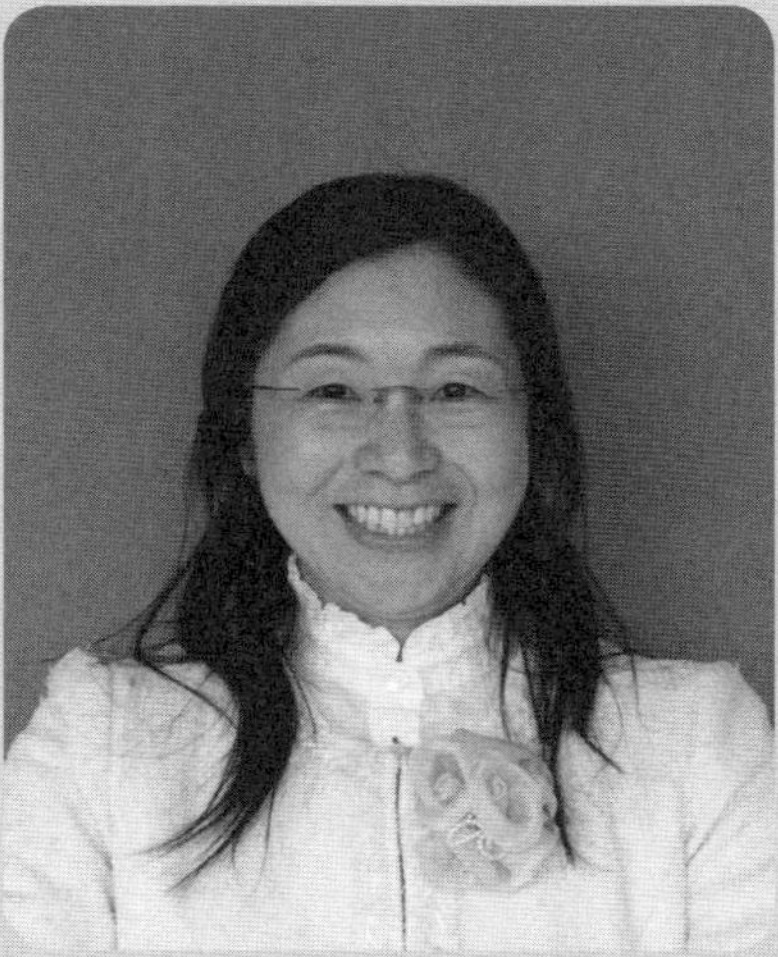

寄稿者提供（以下同）

## 小野さんの歩んだ道のり

保育士や看護師へのあこがれを経て、養護教諭という仕事の魅力《みりょく》に気付く。高校卒業後は国立大学の教育学部養護教諭養成課程へ進み、養護教諭免許《めんきょ》を取得する。養護助教諭として2年半勤めた後、養護教諭に採用される。養護教諭のプロをめざすため、働きながら看護系大学院を修了《しゅうりょう》し、現在に至る。「子どもたちの笑顔《えがお》が私の元気の源。同じ日は一日としてないので、毎日が貴重です!」。

## 全児童56名の小学校で勤務

　現在、私が勤務している小学校は、子どもたちの総数が56名という、とても小さな小学校です。子どもたち全員の顔と名前はもちろん、その子どものご両親、祖父母、そして、あの子とあの子は従姉妹《いとこ》同士といった親戚《しんせき》関係の情報まで、はっきりとわかるような学校です。職員は11名。校長、副校長、そして担任の先生方が5名（3・4年生は二つの学年をひとつにした複式学級なので担任は1名）、事務職員1名、用務員1名、支援《しえん》員1名、そして養護教諭の私というメンバーです。

　私は、現在、養護教諭として18年目。この学校は3校目で、勤務し始めて8年目となります。以前勤めていた学校は、1階が小学校、2階が中学校という小中併設《へいせつ》校でした。そこでの勤務では、小学校に入学してから中学校を卒業するまでの9年間、継続《けいぞく》して子どもたちの成長をみることができるという、貴重な経験を積むことができました。

## 養護教諭をめざしたきっかけ

　私が養護教諭になりたいと明確に思い始めたのは、高校生になってからでした。それまでは、看護師になりたい、保育士になりたい、といくつかの夢《ゆめ》を追いかけていました。

　高校生の時の私は、「まわりの人たちは勉強も難なくこなすし、かわいいし。それにくらべて私なんて」と大きなコンプレックスをかかえていました。「先生方は勉強が得意な人には優しいけれど、勉強のできない私には優しくない」という偏見《へんけん》さえ抱《いだ》いていました。そんな時出会ったのが、養護教諭でした。私にとっては、素の自分のままで、飾《かざ》らない言葉で話しかけることができる、唯一《ゆいいつ》の「先生」でした。

その先生は、心と体の健康のスペシャリストとして、どんな子どもにも穏《おだ》やかに、そして的確な対応をしていました。そんな姿にあこがれ、保健室でいっしょの時間を過ごすうちに私も先生みたいな養護教諭になりたいという気持ちがめばえ、大きくはっきりしたものになっていきました。

それからは、進路指導の資料をかき集め、養護教諭になるための方法を調べました。自分の住む県に、養護教諭の免許《めんきょ》を取得できる看護学校があることもわかりました。中学生の時には看護師になりたいという夢《ゆめ》もあったので、その進路もいいかなと考えていました。

そんなある日、先生に「どうやって養護教諭になったの?」と質問してみました。すると先生は、4年制大学の教育学部に養護教諭養成課程があり、そこを卒業したことを教えてくれました。私はそうした進路もあると知り、もう一度、進路指導の資料を見て、大学の教育学部で養護教諭を養成しているところを探し、進路を定めました。

その後、4年制大学の教育学部養護教諭養成課程に合格し、養護教諭をめざす仲間たちと4年間、ともに学びました。卒業後は、養護教諭の狭《せま》き門に阻《はば》まれ、なかなか採用されず、養護助教諭として2年半の経験を積み、1999年に念願の養護教諭としての道をスタートさせました。

大学を卒業してから20年がたち、気がつくと周囲からは中堅《ちゅうけん》と言われる年齢《ねんれい》になっていました。20年という節目を迎《むか》え、それまでをふり返ると、あの時のあの子への対応はあれでよかったのか、もっとできることはなかったのかという思いを抱《いだ》き、もっと勉強して、これからも養護教諭としてやっていきたいと考えるようになりました。そして、その思いの実現に向け、職場の同僚《どうりょう》、養護教諭の先輩《せんぱい》方や仲間たちの温かい支えを力に、働きながら看護系大学院の修士課程で学び、養護教諭の専修免許《めんきょ》を取得しました。

## 宿泊《しゅくはく》学習と養護教諭

「先生は毎年、修学旅行に行けるんでしょう？　いいなぁ」

「そうだよ。じゃあ、あなたも大きくなったら養護教諭になるといいよ」

修学旅行の前に、子どもたちとよく交わされる会話です。養護教諭は、修学旅行やキャンプ等、宿泊《しゅくはく》をともなう学校行事には引率職員として参加します。養護教諭として働き始めた最初のころは、あれもこれもと両手が荷物でふさがるほどでしたが、現在では簡単な救急セットと事前調査で把握《はあく》した子どもの健康情報や緊急連絡《きんきゅうれんらく》先のリスト、そして、携《けい》帯《たい》電話さえあれば、何とかなることがわかり、大分コンパクトになりました。

宿泊《しゅくはく》をともなう行事は、子どもたちにとってはいつまでも心に残る思い出ナンバー1です。この時の養護教諭は、「先生といっしょだったから、安心して行ってこられたよ」と言われる、お守りのような存在なのではないかと思っています。子どもたちが楽しく、そしてのびのびと活動できて、「友だちといっしょに過ごせて楽しいな」「学校って楽しいな」と感じてくれればと願っています。

旅先では、昼夜を通して、友だちとずっといっしょの生活です。親元を離《はな》れて、ふだんの学校生活とは異なる環境《かんきょう》となります。子どもたちといっしょに楽しみながらも、食欲や表情から、疲《つか》れは出ていないか、体の調子はどうか、友だち関係で困ったことはないか等、常に注意を払う数日間となります。さらに、食後に必ず○という薬を飲んだか確かめてください、△時にトイレに起こしてくださいというような保護者からの依頼《いらい》がある子もいて、手の甲《こう》にメモする等、忘れないようにすることもあります。

## 子どもたちの心に寄《よ》り添《そ》う

ある日の放課後のことです。その日は委員会活動がありました。保健室を片付けながら、帰り支度をしていると、窓の外に人影《ひとかげ》があり

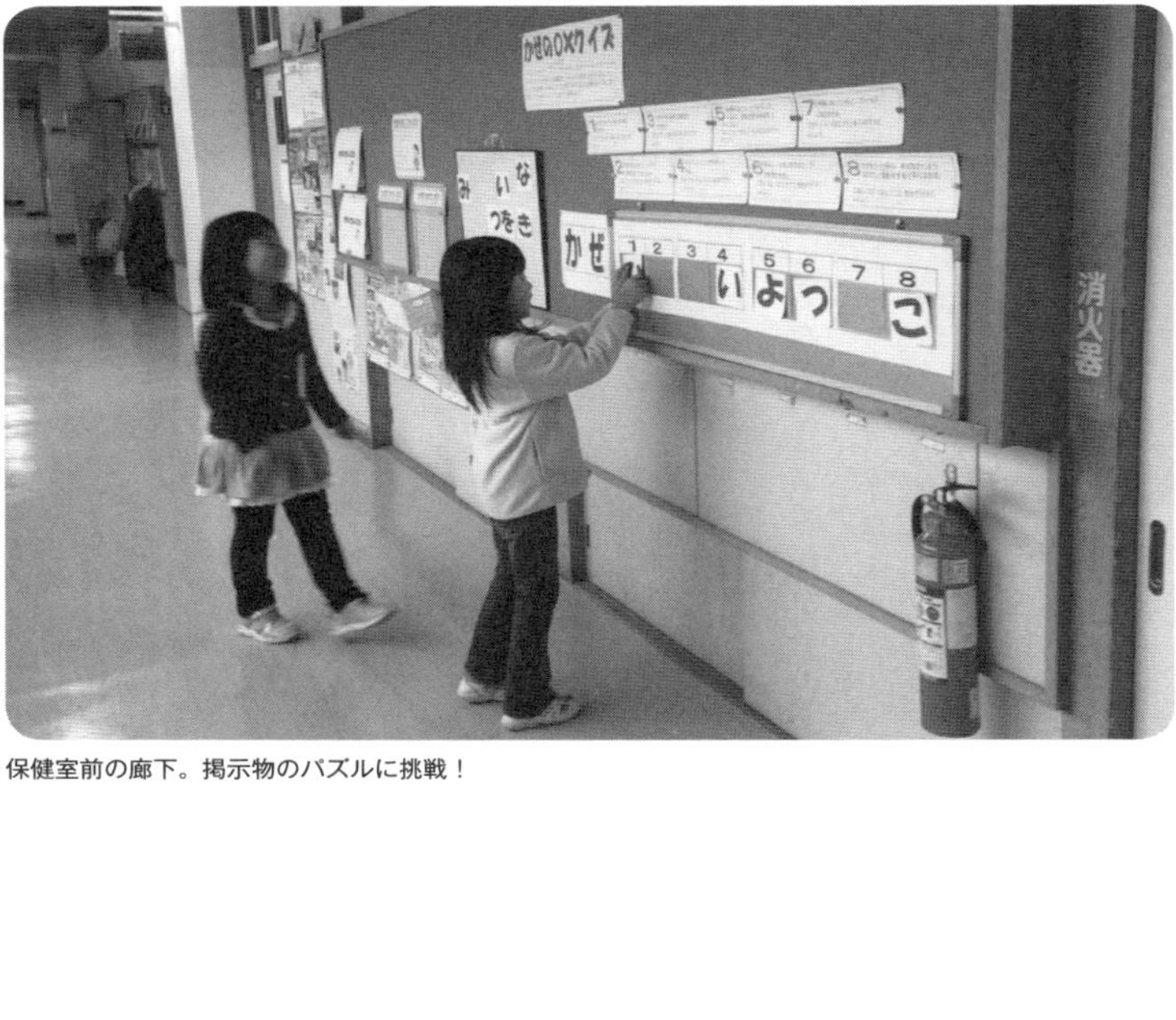


保健室前の廊下。掲示物のパズルに挑戦！

ます。よく見るとさっき見送った子どもたちが何かを大事そうにかかえているのが見えます。「どうしたの」と声をかけると、今にも泣き出しそうな顔で「先生、帰り道に鳥の赤ちゃんが落ちていました。けがをしているみたいです」「先生、治してあげてください」と、懇願《こんがん》されました。

見ると、手の中のひなは、巣から落ちてしまったようで、すでに鳴き声は弱々しくなっています。手当てのようなことで、できることは何もありません。でも、子どもたちの何とか助けたいというひたむきな気持ちに引きこまれ、段ボール箱に少しきれいな雑巾《ぞうきん》や脱脂綿《だっしめん》を敷《し》いて、ベランダの風雨がしのげるところに、そっと置きました。そして、子どもたちに「ここならだいじょうぶだから、安心して帰りましょう。あなたたちのこともお家の人が待っているよ」と声をかけ、見送りました。

翌朝、ひなは天国へ旅立ちました。その後は、担任が子どもたちの気持ちをくみ取り、みんなで学校の敷地《しきち》内にひなを埋《う》め、校庭の花を摘《つ》んで供えてあげました。ひなを埋《う》めたところには、その後もときどき新しいお花が供えられていて、思い出しては花を供える子どもたちの優しさを感じました。子どもたちは、ひなの命は、自分たちでは何ともできないこと、しかし同時に、その命が存在していたことに思いを寄せることを経験したようでした。

何とかしたいという子どもたちの優しい気持ち、つぎのステップに進んでいく子どもたちの強さを感じたエピソードです。

## 「チーム学校」と養護教諭

４年前から、特別支援《しえん》教育コーディネーターという役割を担当しています。これは、子どもたちのニーズを把握《はあく》し、関係する機関や担当者と協力しながら、子どもたちへの適切な支援《しえん》を調整するというものです。片寄小学校には特別支援《しえん》学級がありません。そのため、子どもたちの発育・発達を長期的に、そして心と体の両面からみることができる養護教諭が担当してほしいという求めがあり、私が担っています。

養護教諭として、保健室の中で出会う断片的な姿だけではなく、学習時間や休み時間、掃除《そうじ》時間等、ふだんの子どもたちのようすに注意を払います。いろいろな場面に出向き、肌《はだ》で感じ、耳で聞き、時には匂《にお》いも（！）確

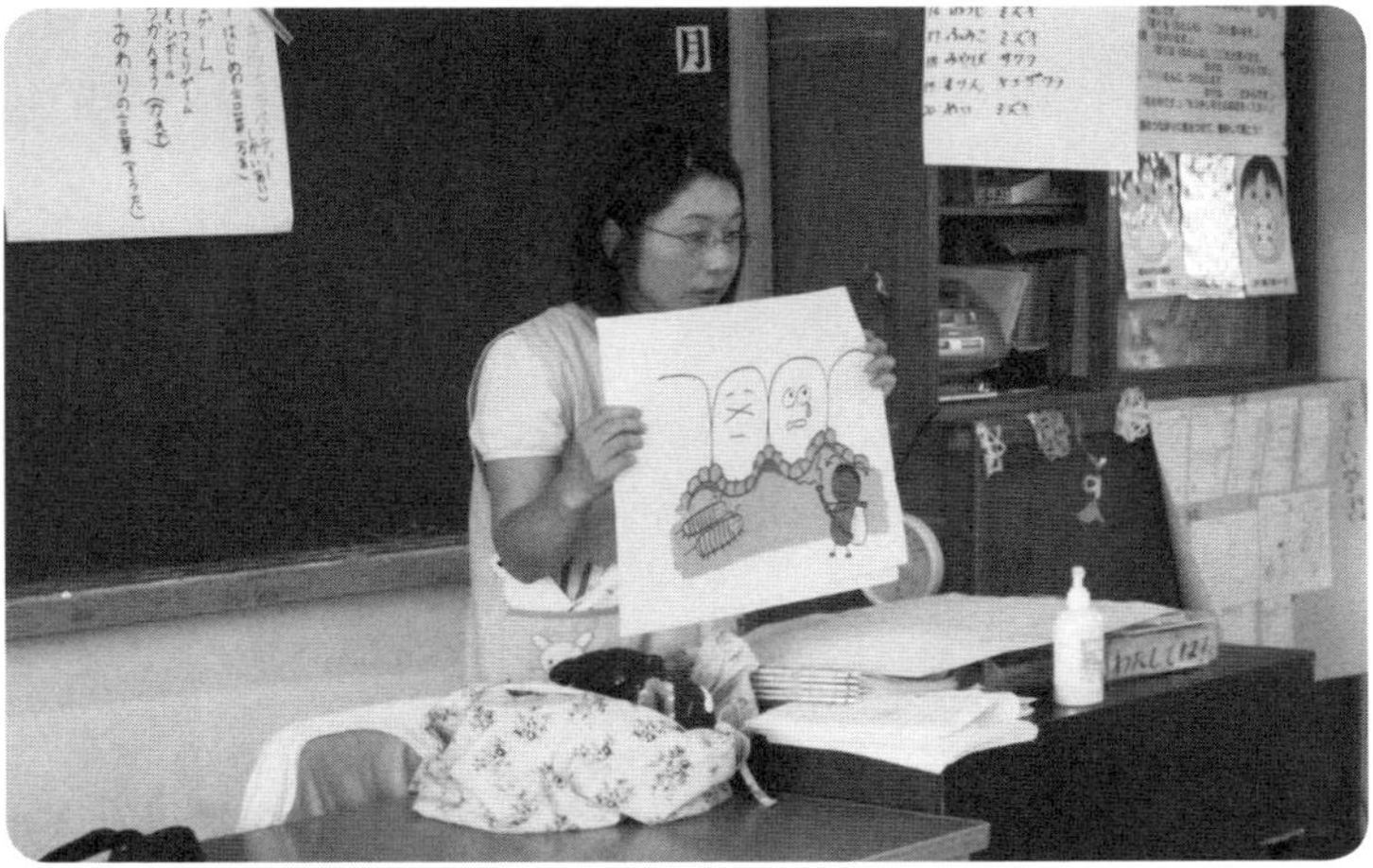

教室で歯科保健の指導

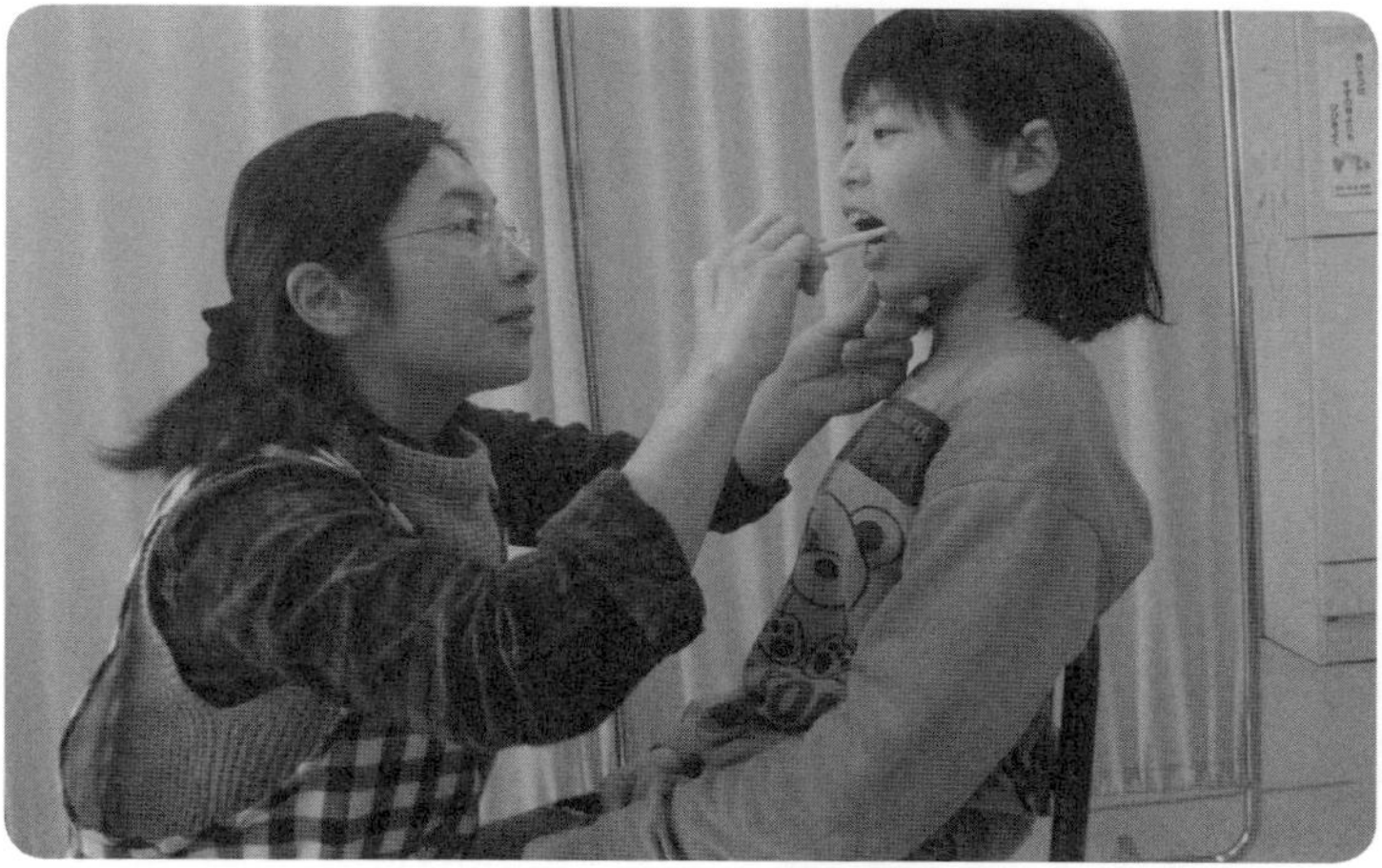

「一本一本しっかりみがけているかな？」

かめながら、とにかく、五感をフル活用して、情報収集に努めています。
　ある学級のちょっとした変化に気付いたのは、給食時間中の子どもたちの歩きの多さからでした。ほかの学級は教室で給食を食べている時間なのに、その学級の子どもたちは、何人かのグループで、長い時間、トイレに入っていることに気がつきました。それは、特定のグループから始まり、あっという間に学級全体に広がってしまい、2週間も経過すると教室で給食を食べているのは学級担任と数名の子どもたちだけになっていました。日を追うごとに子どもたちの表情は険しく、硬いものになり、言動も今まで私が知っている彼《かれ》らのものではなくなっていました。刺々《とげとげ》しい雰囲気《ふんいき》の中、行き場のない思いをかかえた子どもたちへの対応をどうしたらよいのか悩《なや》み、涙《なみだ》がにじむ日もありました。

こうした場合においては、原因はひとつにしぼることはできません。からみ合った糸のように、いろいろな問題が複雑に連鎖《れんさ》しているからです。養護教諭が一人でがんばっても、学級担任が一人でがんばっても、事態は改善されません。この時は、職員全体で学級担任をサポートしながら、チームとなって子どもたちと向き合いました。

まず、とりかかったのは、グループになっている子どもたち一人ひとりに向き合うことでした。全職員が一人ひとりに声をかけ、時間をかけてていねいに話を聞いていきました。そして、子どもたちそれぞれから聞いた話を、職員間で共有し、方針を立て対応に当たりました。たとえば、授業時間は、話を聞くだけではなく、活動する時間を取り入れてメリハリをつける、グループではなく一人になる掃《そう》除《じ》時間や委員会活動の時間は、一人ひとりを認め、寄《よ》り添《そ》うことを意識して対応する等しました。とにかく、長い時間をかけて、職員がそれぞれの場面で、それぞれの立場を活かしながら子どもたちと真剣《しんけん》に向き合いました。

学校は、いろいろな特徴《とくちょう》を兼《か》ね備えた人材の宝庫です。職員は、それぞれの職種の特性を活かし、たがいの人柄《ひとがら》を活かし合い、調整して事態に対応していきました。そうすることで、かたくなだった子どもたちの気持ちを少しずつほぐすことができました。すぐには解決の糸口が見えず、深い谷底にいるような感覚におちいる時期もありましたが、この経験は、教員同士が、おたがいの専門性を理解し合うことにより、学校の中のチームがうまく機能すると実感できたできごとでした。

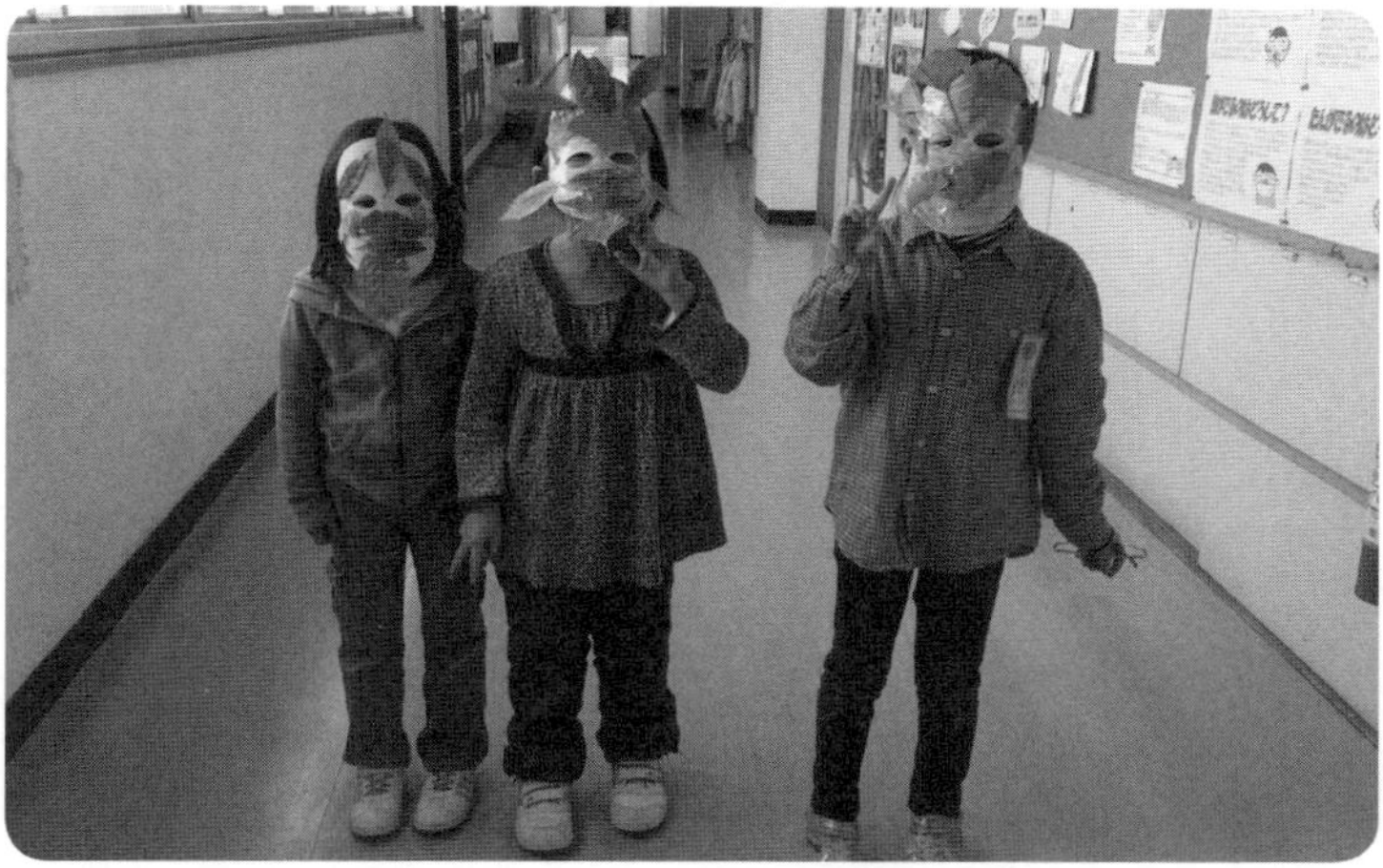

「先生見て！　図工で、お面作ったよ！」

## 一日、そしてまた一日の積み重ね

私の一日は、廊下《ろうか》で出会う子どもたちに元気にあいさつをすることから始まります。あいさつをすることで、子どもたちへ笑顔《えがお》のシャワーを、そして、子どもたちからも、一日の仕事エネルギーをチャージさせてもらいます。

エプロンを着用し、仕事モードへ変身。今日はどんなことがあるかなと毎日楽しみです。子どもたちは日々成長しています。同じ日は二度とありません。一日、また一日を大切に積み重ね、子どもたちの成長をこれからも見守っていきたいと思っています。

# 2章

# 保健師の世界

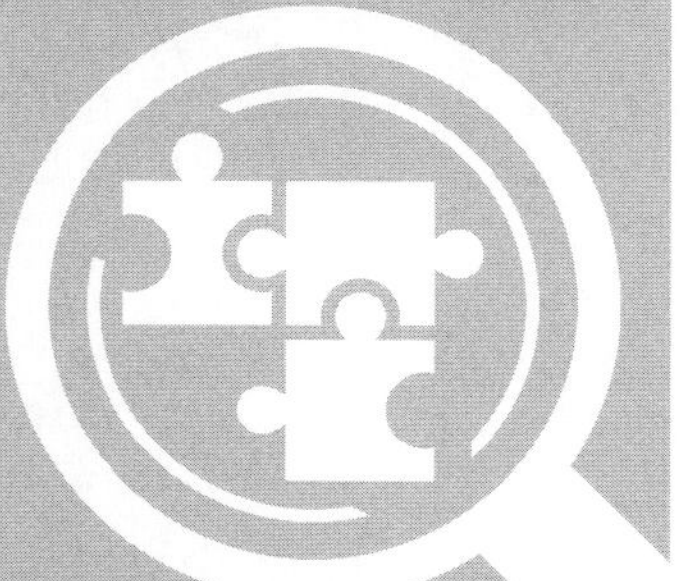

保健とはなんだろう

# 人間らしく生きることを実現しながら平和で豊かな社会づくりをめざす

## 保健と健康

「保健」とは、「健康を保つ」という意味です。健康の定義ついては、世界保健機関《せかいほけんきこう》（WHO）憲章前文中の定義が広く用いられています。「健康とは身体的・精神的のみならず社会的にも完全に良好な状態であって、単に疾病《しっぺい》または虚弱《きょじゃく》がないというだけではない。そして及ぶ限りの最高の健康レベルを享受《きょうじゅ》することは人種・宗教・政治的信条・経済的状態のいかんを問わずすべての人間の基本的人権であり、政府はその国民の健康に対して責任を負うものである」というものです。つまり健康とは、人間がどのような状態に置かれても、その人がもっている能力を最大限発揮できる状態であるということです。

健康で生きるために、もっとも気をつけなければならないことは日常生活です。英語では「生活」と「生命」を同じつづりで「ｌｉｆｅ」と書いて一括《いっかつ》してとらえています。健康を生活と生命との関連でとらえ、健康を破壊《はかい》する原因は何かを考えることが重要です。「健康を保つ」ということは、健康に生きられる生活（衣・食・住や学業・労働）を守り、地球の資源とエネルギーを守り、平和な社会をつくることなしに持続することはできません。

## 自然と社会から切り離《はな》せない健康

今、日本《にほん》は、世界屈指《くっし》の豊かな国・長寿国《ちょうじゅ》とされています。しかし現実には、生まれて間もない乳幼児の置き去りや殺害、乳幼児の事故死や虐待《ぎゃくたい》の問題、学童期や思春期のいじめや登校拒否《きょひ》、中年期の過労死や自殺、高齢期《こうれい》の孤独死《こどく》等、体に表れた病気だけでなく、人間生活のすべての場面でさまざまな障がいが発生しています。

また、人間の身勝手な便利さや利益の追求によって、自然破壊《はかい》や地球の温暖化が進んでいます。暑熱や洪水《こうずい》等異常気象による被害《ひがい》が多くの命を奪《うば》っています。さらに、自然界の生態系が変化して、人間の体に害のある害虫の急増や伝染病の多発も予測され、すでに幾《いく》種類《しゅるい》もの動物が絶滅《ぜつめつ》に追いやられたりしているのです。ダイオキシン等の化学物質や環《かん》境《きょう》ホルモン、遺伝子組み換《か》え食品等、生存を脅《おびや》かす要因について、マスコミで報道されない日はないといっても過言ではありません。原子力災害は新しい健康被害《ひがい》を生み出しています。

日本では、1998年から自殺者の数が激増《げきぞう》しました。15歳《さい》から44歳《さい》までの死因トップが自殺なのです。過労自殺もまた同じころから増加、過労死もあとを絶たず、先進7カ国の中で若年層の死因で自殺が第1位なのは日本だけです。耐《た》えられない生活環境《かんきょう》が積み重なり継続《けいぞく》すると、それから逃《のが》れずには、いられなくなります。生命と健康を阻害《そがい》している原因を追究していくと、必ずといっていいほど社会的な要因にぶつかります。

## 「保健」が必要としている社会的・組織的な支援《しえん》

健康の問題は、個人個人がいくら豊富な知識や技術をもっていても、それを活用できない環境《かんきょう》に置かれていたのではどうにもならないのです。

食物を例にとりましょう。栄養バランスが取れていないとわかっていても外食やできあいの食品に頼《たよ》らざるを得ない場合もあります。また、地球規模での環境《かんきょう》汚染《おせん》や食品添加《てんか》物《ぶつ》の増加等、生命に安全な食品が得られないばかりでなく、できるだけ害の少ないものを購入《こうにゅう》しようとすれば、高価で手が出せない状況《じょうきょう》です。健康を保持するためには、個人個人がもっている知識をもとに努力するだけではなく、社会的支援《しえん》・組織的な支援《しえん》や取り組みが必要不可欠です。

世界人権宣言（第25条第1項《こう》）では、「すべて人は、衣食住、医療《いりょう》及《およ》び必要な社会的施設《しせつ》等により、自己及《およ》び家族の健康及《およ》び福祉《ふくし》に十分な生活水準を保持する権利」を有すること、「失業、疾病《しっぺい》、心身障害、配偶者《はいぐうしゃ》の死亡、老齢《ろうれい》その他不可抗力《ふかこうりょく》による生活不能の場合は、保障を受ける権利」を有することがうたわれています。日本国憲法第25条第1項《こう》では、国民が「健康で文化的な最低限度の生活を営む」基本的権利を有すること、第2項《こう》では「国は、すべての生活部面について、社会福祉《ふくし》、社会保障及《およ》び公衆衛生の向上及《およ》び増進に努めなければならない」ことを決めています。健康を守るために自分が個人衛生を守り社会的責任を果たすと同時に、国に対して国民の健康を守る仕事、つまり保健衛生行政を積極的に進めることが決められています。

## 「保健」の仕事の特徴《とくちょう》

保健の仕事は「人間らしく生きることを実現する」という人間生存の根源的なあり方を問うという性格をもっています。その特徴《とくちょう》をあげるとつぎの点にまとめられます。

### ●科学と知識を総合して取り組む

人間は胎生期《たいせいき》・胎児期《たいじき》・乳幼児期・学童期・思春期を経て成人していきます。人間らしい形態を整えるのは胎齢《たいれい》3カ月ごろです。この妊娠《にんしん》初期の期間は催奇形刺激《さいきけいしげき》によって、手足、心臓、目、脳等の臓器に特有な異常を表すこともあります。学童期・思春期は、体も心も大人になっていく過程で、依存《いぞん》が許されていた児童期と独立を求められる成人のあいだの移行期で、二つの世界をさまよう時期とも言われています。この時期は、特に尊重し尊重される人間として、学び発達していく環境《かんきょう》が求められます。この時期にいじめや虐待《ぎゃくたい》等によって人間らしく生きようとする道をふさがれてしまい、みずから生命を絶ってしまう人もいます。

このように自然や社会環境《かんきょう》が健康に与《あた》える影響《えいきょう》を常に検討し、これまで人類が蓄積《ちくせき》してきた知恵《ちえ》に学び、健康保持に役立てるにはどうしたらよいかを考えながら仕事を進めることが大切なのです。

## ●公共的な仕事であることを肝《きも》に銘《めい》じる

個人の努力だけではどうにもならない健康の問

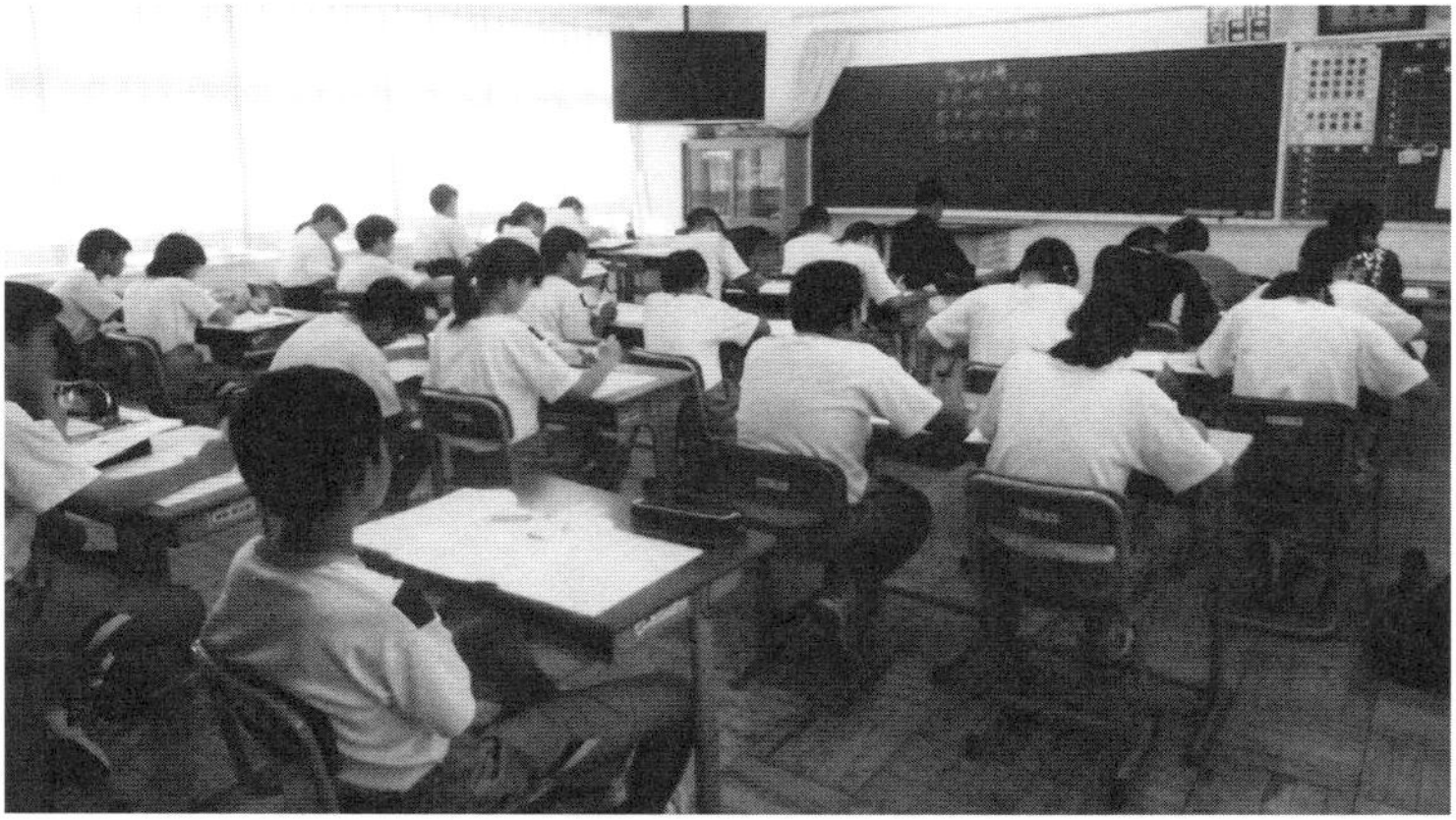

中学校時代は、おたがいを尊重し合いながら学び、発達していくことが大切　古谷明子さん提供

題について、国が果たす義務をうたっているのが前述の憲法第25条第2項《こう》です。生命と健康に直結するだけに、すべての国民が平等に社会的支援《しえん》を受け、かつ個人が社会的な責任を取り相互《そうご》協力して行われるべき性格のものであるからです。社会保険制度による医療《いりょう》保険や介護《かいご》保険、自治体で行われている保健福祉《ふくし》事業はこのような考え方に立っており、必要な部分には公的資金が投入されています。

保健・医療《いりょう》・福祉《ふくし》に関する国や自治体の考え方、施策《しさく》、予算に、人びとが健康な生活習慣や保健行動を容易に実践《じっせん》できるような健康的な公共政策をつくり、より良い方向をとり続けていくように影響《えいきょう》を与《あた》えていける自分自身の姿勢が問われる仕事といえます。

### ●専門職の力を発揮しながらチームワークを進める

人の命をあずかる仕事は、長く医師に代表されてきました。しかし、医療《いりょう》が分化し、看護師・保健師・助産師・養護教諭をはじめ、理学療法《りょうほう》士や介護福祉《かいごふくし》士等数多くの専門職が保健・医療《いりょう》・福祉《ふくし》従事者の中に生まれ、分業されてきました。健康障がいは、前述のように、自然や社会環境《かんきょう》等さまざまな条件に影響《えいきょう》されて発生します。それだけにひとつの専門職の力だけで支える弊害《へいがい》も出てきます。自分の健康を守ろうとする意欲によって受け継《つ》がれている工夫や技術・知識は、地域の人びとの中にたくさんあります。特に少子超《ちょう》高齢《こうれい》社会を迎《むか》えている現在、それぞれの職種が連携《れんけい》し、たがいの専門性を尊重するとともに、地域社会の人びととチームワークを組んで仕事を進めることによってこそ、その効果を大きくすることができます。

### ●職業倫理《りんり》を大切にする

「保健」の仕事は人の体と心に深くかかわるものであり、国籍《こくせき》、人種、信条、性別、年齢《ねんれい》、社会的身分、経済状態等にこだわることなく、みな人間として平等であり、個人個人が尊重され、ていねいに世話や手助けを受けられなければなりません。知る権利・自己決定権の尊重をすること、また、職務上知り得た秘密は、秘密の主体である本人の承諾《しょうだく》があった場合を除いて第三者に安易に漏《も》らすことはできないという守秘義務があります。人間の生命を尊重し、人間の尊厳および権利尊重を第一義としている仕事だといえましょう。

## 保健活動に従事する人の役割

健康状態は固定した状態ではなく、絶えず変動している状態です。援助《えんじょ》も病気を予防する段階から、治療《ちりょう》・回復・健康状態の保持・増進等変動する状態と切り離《はな》して考えられません。これを分業し、主として身も心も痛んで「病気が表れている人びと」の病気を修復することが医療《いりょう》であり、貧困や病気・障がい等によって「社会・経済的な苦しみの中にいる人びと」を対象とするのが狭義《きょうぎ》の福祉《ふくし》だとすれば、これら「病気や生活障がいがはっき

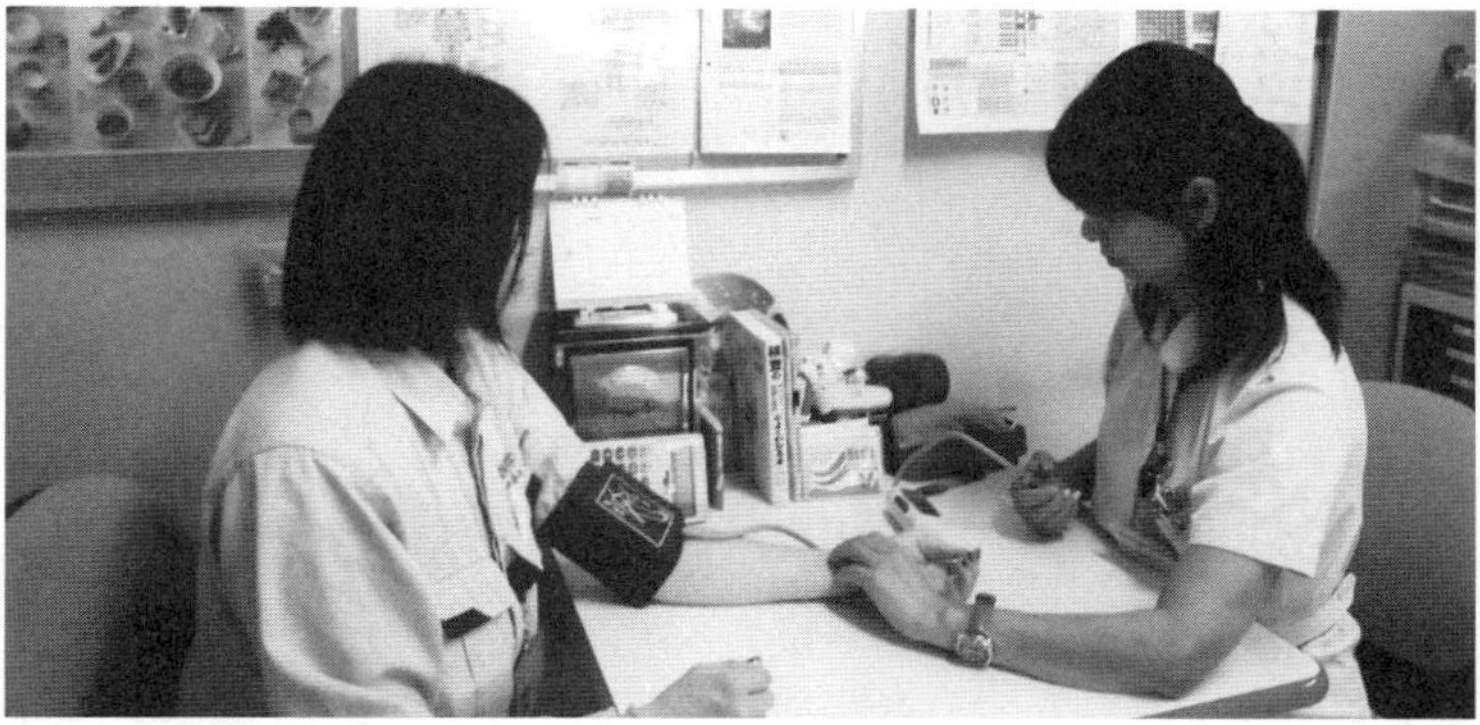

相談相手ごとに個別に健康相談を受けながら、血圧測定も行う保健師　寺﨑明子さん提供

りとは表れていない人びと」を主な対象としているのが保健・予防だということができます。

健康上不適切な生活状況《じょうきょう》や、潜在《せんざい》している健康問題をできるだけ早くつかんで、悪化を防止するためには、問題が小さい時から常に人びとに密着して気軽に相談にのって、問題をいっしょに考え世話や手助けをすると同時に、保健・医療《いりょう》・福祉《ふくし》等が連携《れんけい》した総合的な取り組みが必要です。

人間生存の根源的なあり方を問うという性格をもつ「保健」は、自分の生き方そのものにかかわることでもあります。できないことは一人であるいは一職種で悩《なや》むのではなく、ほかの専門職や住民（地域に住み、働き、学び、発達を続けている人びと）に率直に話してともに考え、学び合いながら、平和で豊かな社会づくりをしていく中で進められるものなのです。

（山崎京子）

保健師とはなんだろう

# 地域の健康問題を探し当て人びとと力を合わせて解決する

## 保健師の成り立ち

保健師の名称《めいしょう》は、保健師助産師看護師法という法律で決まっています。この法律ができたのは＊１９４８年ですが、その時は女性だけが「保健婦」として働くことができました。しかし、１９９３年の改正で男性も従事することができるようになり、男性は「保健士」と呼ばれていました。その後、２００２年から男女とも現在の保健師の名称《めいしょう》になりました。

日本における保健師の成り立ちは、１９２０年代の日本に蔓延《まんえん》した結核患者《けっかくかんじゃ》の訪問活動がはじまりとされています。貧しい時代背景の中で、感染症《しょう》や病気から地域全体の人びとを守る当時の活動は、派出看護、巡回《じゅんかい》看護、訪問看護、公衆衛生看護等、さまざまな名《めい》称《しょう》で呼ばれ、人びとの必要に応じて日本各地で「保健婦」が誕生《たんじょう》していきました。また、

＊当時、法律名は「保健婦助産婦看護婦法」

当時は乳児死亡率が高く、生まれた赤ちゃん1000人に対して189・7（現在は1000人に対して2・2）と、世界的にも高い率でした。この乳児死亡率を下げるために1926年に「小児保健所計画」が示され、この中ではじめて「保健婦」の名称《めいしょう》が使われ、乳幼児の訪問活動を行う専門職名として示されました。乳児死亡率は所得の低い人に多く、生活改善を必要としました。

現在のように命を守る制度が整っていない中で全国の「保健婦」たちは、一軒一軒《いっけんいっけん》家庭訪問しながら、健康障がいが発生してくる原因・環境《かんきょう》や生活条件について現地で確かめ、地域に隠《かく》れている健康問題を探し当て、問題をなくすにはどうしたらいいか、地域の人びとと話し合い力を合わせて解決していきました。その当時の人びとが「保健婦」に寄せた信頼《しんらい》は絶大でした。その活動は今も脈々と続いています。

保健師たちは、対個人的な活動に加えて、住民の健康データを分析《ぶんせき》し、一定集団（町や事業所・学校等）の人びとを対象にした活動も行っています。集団全体が健康に過ごすための生活条件・環境《かんきょう》を計画的につくり出し、健康を脅《おびや》かす病気の予防をしています。安心して健康に暮《く》らせる地域づくりを地域の人びとといっしょになって考え、変化する状況《じょうきょう》に対応した制度や資源をつくり出す努力を続けながら、活動をしているのです。

## 保健師の役割

みなさんは、体が健康かどうかはどのようにして調べていますか？ 学校で受ける健康診断《しんだん》の結果や体調が良ければ、安心でしょうか。医師に診断《しんだん》してもらう、と言う人もいるかもしれません。時には、経済状況《じょうきょう》等生活条件や社会環境《かんきょう》によって、診断《しんだん》は受けたけれど、どんなに努力をしても予防や治療《ちりょう》に取り組めないということもあるかもしれません。

では一方で、みなさんが住んでいる町はどうでしょうか？ 病気や健康障がいがあった時、原因を診断《しんだん》し、その後適切な治療《ちりょう》へと進む仕組みになっているでしょうか。人間関係・経済状態・食の安全等、生活条件や社会環境《かんきょう》を含《ふく》めて、町を診断《しんだん》して、健康へと進める役割をもっている人たちがいます。それは、保健師なのです。保健師の仕事は、みなさんが住んでいる町全部を看護します。そう言われても、「町を看護するってどういうこと？」と不思議に思うかもしれませんね。

保健師は、医師が診察《しんさつ》をするように、地域診断《しんだん》を行い、町のようすを調べていきます。住んでいる人の健康度（健康だと思っている人の割合や病気になっている人の割合。そして、病気の種類）を調べ、病気を予防するための方法を見つけて、健康になるための計画を立てます。医師が行う治療《ちりょう》計画と同じですが、保健師の場合は町が健康になるための計画ですから、時間がかかります。そして、多くの人の力が必要になります。そのため、健康になるための計画は、1年計画から3年、5年、10年計画と種類があります。

また、保健師は、町に住んでいる赤ちゃんや高齢者《こうれいしゃ》のすべての人たちを対象に健康に過ごせるための健康計画を立てています。お母さんのお腹の中にいる、生まれる前の赤ちゃんの健康状態から、出産したお母さん、生まれた赤ちゃんが大きくなるまでどうしたら病気を予防して元気に健康に過ごせるのか、そのためには町としてどんな健康づくりが必要なのか、また、今の健康状態だけでなく、将来的にも病気を予防することができ、病気になって寝《ね》たきりになってもその人らしく過ごせるように、と健康計画は立てられています。

健康計画の例をひとつ紹介《しょうかい》しましょう。みなさんも受けたことがある、予防注射です。日本では、予防接種法という法律があり、予防接種を受ける年齢《ねんれい》や回数がきちんと決められています。予防接種を受けることによって本人だけでなく地域全体の抵抗力《ていこうりょく》を強め、病気を防ぐことができます。そ

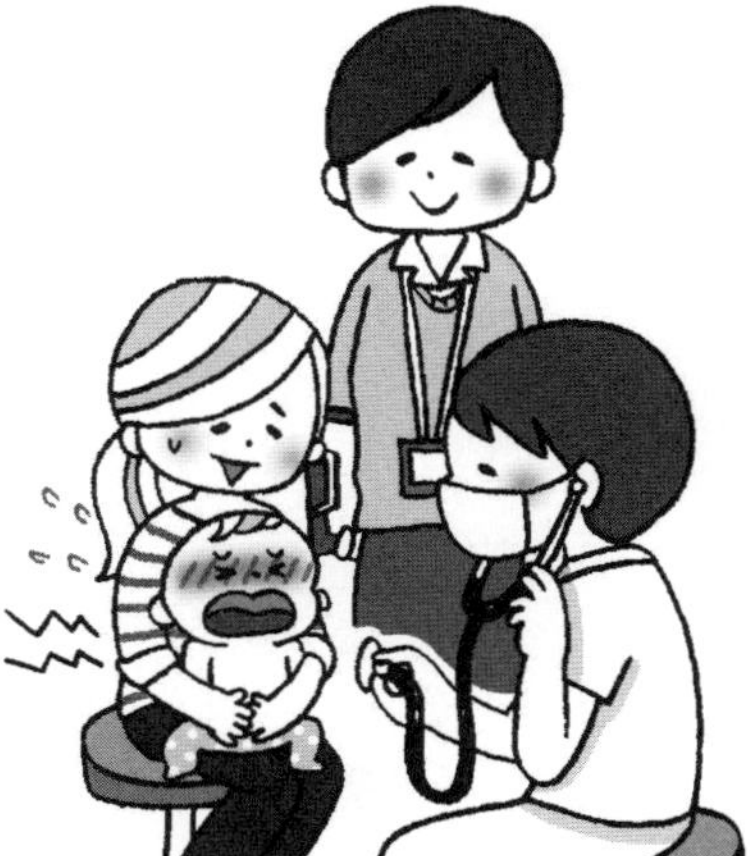

のため保健師は、予防接種を受けない人に対して、予防接種は将来にわたって病気を防げることを何回も何回も説明し、受けてもらうようにします。とても、根気のいる仕事ですが、命にかかわる大切な仕事です。

このように、保健師は一人の住民の健康問題をその地域全体の問題として考え、解決のために動き出します。この先何年かかっても解決しようと計画をつくり活動する、とても魅力《みりょく》のある仕事であり、生きること、命をつなげることを支える仕事であるともいえます。

## 被災地《ひさいち》で活動する保健師たち

1995年阪神《はんしん》・淡路大震災《あわじだいしんさい》、2011年東日本大震災《ひがしにほんだいしんさい》、2016年熊本地震《くまもとじしん》、2019年令和元年台風第15号・第19号等、近年全国各地で大きな自然災害が多発しています。大規模災害時には被災《ひさい》地の住民に寄《よ》り添《そ》う保健師たちの活動が大きく報道されています。町を丸ごと看護する保健師たちは、避難《ひなん》所や家庭を訪問し、24時間体制で住民の体調管理をし、必要とされる医療《いりょう》や看護を行います。また、保健師たちの仕事はそれだけではありません。災害には復旧（被害《ひがい》にあった所を元に戻《もど》すこと）と復興（災害があった所を元に戻《もど》すだけでなく新しくつくる）があります。保健師は、町を元気にするための計画を立てなければなりません。

災害の復旧・復興には、まず健康であることが必要となります。保健師たちは、災害が発生した場合、災害フェーズ*を使って、刻々《こくこく》と変化する状況《じょうきょう》の中、常に人びととともに困難を乗り越《こ》えて活動を続けていきます。災害時は、被害《ひがい》が甚大《じんだい》であればあるほど、復旧にも、復興にも長い時間がかかります。特に心の回復は遅《おく》れています。なかでも子どもたちの心は、大人より回復が遅《おく》れています。子どもたちはやがて大きくなり、自分の言葉で災害のことを話せるようになるでしょう。しかし、その時に心の治療《ちりょう》をするのでは、手遅《てお》くれになります。将来起こることを予想して予防活動をするのが保健師なのです。

## 保健師が見つめる未来

保健師は、すべての住民を見守りながら、心に聴診器《ちょうしんき》を当てるように心の声を聴《き》き、心に寄《よ》り添《そ》う仕事をしています。保健師が見つめているのは10年後、20年後、30年後の町の健康状態です。気の遠くなるような計画だと思うかもしれませんが、応援《おうえん》してくれるのは、保健師がいつも仕事で会っている町の人たちです。この本を手に取ってくださった方々を、このすばらしい保健師の仕事の仲間にお誘《さそ》いいたします。

（鈴木《すずき》るり子《こ》）

＊災害フェーズ　災害が発生してからの時間経過を段階ごとに区分して対策を行うこと。

# 個人への支援と同時に集団の健康管理を担い保健所等幅広い職場で働く

## 健康問題の解決や予防を支援《しえん》する

保健師は、地域で生活するすべての人を対象に、病気を予防し健康な生活が送れるように活動する責任があります。一人ひとりが自分の心身の健康がどのような状態なのかを知り、働き方や日々の生活との関係を理解して自分の問題を発見し、解決する力をつけていくことを支援《しえん》します。個別に支援《しえん》する活動には、健康相談や家庭訪問等があります。健康相談は、電話や面接で相談者の心身の不調や生活上の悩《なや》みを聞き、相談を通して不安の緩《かん》和《わ》や問題への気付き、生活改善や問題解決の主体的な取り組みをうながします。

家庭訪問は、対象者の家庭に出向くことで、家の中や周辺の環境《かんきょう》、家族の関係等、暮《く》らしのようすを具体的に把握《はあく》することができます。対象者や家族の生活に即《そく》した実現可能な解決策をともに考えていきます。

健康教育は、主に集団を対象に、健康問題を解決するために、直面している問題に主体的に取り組む実行力を身につけられるように支援《しえん》していく活動です。生活習慣病予防、禁《きん》煙《えん》等のテーマがその例です。それでは保健師の職場を紹介《しょうかい》していきましょう。

## 保健師の働く場は多彩《たさい》

保健師の働く場としてもっとも多いのは、都道府県・市町村等の地方自治体（地方公共団体）で、全体の7割を占《し》めています（図表1）。所属部署でいちばん多いのは、保健所や保健センターで、最近は福祉《ふくし》分野（介護《かいご》保険・児童福祉《ふくし》・障がい者福祉《ふくし》等）等への配置も増えています。地方自治体以外では、事業所（企業《きぎょう》）や病院・診療《しんりょう》所等、働く場が広がっています。代表的な職場を紹介《しょうかい》しましょう。

## 保健所

保健所は、都道府県や特別区（東京23区）、地方自治法で定められた指定都市・中核《ちゅうかく》市、地域保健法で定められた政令市が設置します。２０１８年末時点では全国に４６９カ所あります。就業保健師は、８１００人で、全体の15・３％を占《し》めています（図表1）。保健

## 図表1 就業場所別にみた保健師の割合

| 就業場所 | 実人員（人） | 割合（%） |
|---|---|---|
| 病　院 | 3,307 | 6.2 |
| 診療所 | 2,003 | 3.8 |
| 助産所 | 1 | 0.0 |
| 訪問看護ステーション | 259 | 0.5 |
| 介護保険施設等[1)] | 1,336 | 2.5 |
| 社会福祉施設 | 421 | 0.8 |
| 保健所 | 8,100 | 15.3 |
| 都道府県 | 1,351 | 2.6 |
| 市町村 | 29,666 | 56.0 |
| 事業所 | 3,349 | 6.3 |
| 看護師等学校養成所又は研究機関 | 1,148 | 2.2 |
| その他 | 2,014 | 3.8 |
| 合計 | 52,955 | 100.0 |

注：介護保険施設等とは「介護老人保健施設」「介護医療院」「指定介護老人福祉施設」「居宅サービス事業所」および「居宅介護支援事業所」をいう。
出典：厚生労働省「衛生行政報告例」2018年末現在

所は、公衆衛生活動の中心となる専門機関で、環境《かんきょう》衛生や食品衛生、医事・薬事、医《い》療《りょう》監《かん》視《し》等、公的責任の強い役割と、健康危機管理、感染症《しょう》、難病、精神保健等、広域的・専門的に対応を必要とする活動を行っています。保健師のほかに医師、歯科医師、獣《じゅう》医《い》師、薬《やく》剤《ざい》師《し》、精神保健福祉《ふくし》士、管理栄養士等多くの専門職が、人びとの健康と安全な暮《く》らしを守る活動を行っています。

感染症《しょう》対策や大規模災害・緊急《きんきゅう》事態に備えた健康危機管理は、保健所の大切な役割です。結核《けっかく》等感染症《しょう》が発生した場合、保健師は、患者《かんじゃ》が安心して治療《ちりょう》できるような支援《しえん》や家族・身近な人の健康状態を把握《はあく》し感染の有無を確認していきます。また、予防対策を考えていくことも大切な役割です。市町村や病院、施設《しせつ》等との連携《れんけい》が必要になってくるため、調整役としても役割を担います。

難病や精神障がい者と家族への支援《しえん》も行います。日常生活を安心して送れるよう、医《い》療《りょう》や必要なサービスを整え、家庭訪問等により療養《りょうよう》上の相談・支援《しえん》を行います。病気や障がいに対する偏見《へんけん》が起こらないよう、地域住民への啓発《けいはつ》活動も行っています。

## 市町村保健センター

2018年末時点の市町村数は、1724カ所（特別区除く）あり、保健師就業割合は、全体の56・0%を占《し》め、いちばん多くなっています（図表1）。

保健センターは市町村や特別区が設置します。保健所が広域的に活動するのに対し、市町村保健センターは、住民により身近な存在として活動します。

保健師活動には、住民の具体的な生活や健康問題の把握《はあく》が大事になります。統計資料からは、地域全体の健康状態や人口割合、出生率等多くの情報が得られます。個々の悩《なや》みや不安は、家庭訪問や健康相談等住民の声から把握《はあく》します。これらの情報から、解決すべき健康問題・課題を分析《ぶんせき》して対策を考え実践《じっせん》していきます。

具体的な活動として、母子分野では、両親学級や子育てグループ育成、家庭訪問、乳幼児健康診査《しんさ》、児童虐待《ぎゃくたい》予防のネットワークづくり等です。成人分野では、ガン検診《けんしん》、生活習慣病予防教室、病気の予防や健康維持《いじ》のための講座等です。高齢者《こうれい》分野では、介護《かいご》予防教室、認知症《しょう》予防教室等心身の機能を維持《いじ》する活動等を行っています。

保健師活動は、保健所や地域包括《ほうかつ》支援《しえん》センター、自治会等さまざまな組織と連携《れんけい》・協力して進めていきます。同じ地域に住む人同士が支え合うネットワークづくりも大事な役割です。

## 病院・診療《しんりょう》所

病院と診療《しんりょう》所の就業保健師数は、2018年末現在5310人（10・0%）で（図表1）、やや増加傾向《けいこう》です。保健師は主に、退院に向けた支援《しえん》や、健康診断《しんだん》・保健指導等を行っています。

### ●退院に向けた支援《しえん》

退院後に食事や入浴等、日常生活の手助けや医療《いりょう》的処置が必要になることがあります。福祉《ふくし》サービスの選択《せんたく》、介護《かいご》方法、経済的問題等で悩《なや》んでいる人もいます。保健師は、入院中から患者《かんじゃ》や家族の相談に応じながら、退院後も安心して自宅の生活に移行できるよう、保健所・市町村保健師や福祉《ふくし》サービス相談窓口、かかりつけ医等と連携《れんけい》・調整を行います。患者《かんじゃ》と家族の希望に沿えるよう、関係機関と退院前のカンファレンスや支援《しえん》方法を検討する会議を開いたりします。退院支援《しえん》には保健師以外にも看護師、医療《いりょう》ソーシャルワーカー等がかかわります。

### ●健康診断《しんだん》と保健指導

各種健康診断《しんだん》や人間ドックに従事します。健康診断《しんだん》をきっかけに、受診《じゅしん》者が健康を維持《いじ》・改善できるように、個別の保健指導や同じ健康問題をもつ人の集団指導、病気を予防する健康教育やパンフレットやポスターを活用した情報提供も行っています。

## 事業所（企業《きぎょう》）

事業所の保健師は、労働者が快適な環境《かんきょう》で健康に働き続けることを支援《しえん》します。最近は、重大災害事故の多発、過重労働による突然《とつぜん》死や脳血管疾患《しっかん》の発症《はっしょう》、仕事上のストレスを感じる割合が増加する等、労働者の安全と健康への問題が深刻になっています。労働安全衛生法では、労働者の安全と健康、快適な職場環境《かんきょう》を事業者（事業を営んでいる人）の責任で整えていくことが定められています。

保健師は産業保健スタッフとして、健康診断《しんだん》や生活改善のための保健指導、労働環境《かんきょう》を観察する職場巡視《じゅんし》、健康教育、健康や安全面での課題や改善策を話し合う会議の参加、けがや体調不良等の応急処置、健康相談等の活動を行います。また、労働条件・労働環《かん》境《きょう》が健康に悪影響《あくえいきょう》をおよぼさないよう、事業者と労働者双方《そうほう》に働きかけ、協力して労働者の安全や健康の保持・増進を支援《しえん》していきます。しかし時には生産性を上げることが優先され、従業員の安全や健康が損なわれることもあります。その場合、保健師は従業員の健康・安全を最優先に考え、管理監督者《かんとく》・事業者に問題提起や改善提案が必要になります。

## 地域包括《ほうかつ》支援《しえん》センター

介護《かいご》保険法で定められた、市町村が設置主体の施設《しせつ》です。保健師、社会福祉《ふくし》士、主任介護支援《しえん》専門員の3職種が配置されています。高齢《こうれい》者が住み慣れた地域で、いきいきとその人らしく生活できるように、保健、福祉《ふくし》、医療《いりょう》さまざまな立場から支援《しえん》調整を行います。保健師は、高齢《こうれい》者が介護《かいご》を要する状態にならないよう、介護《かいご》予防の活動に取り組んだり、高齢《こうれい》者の人権や財産を守る支援《しえん》、介護《かいご》者の身心の負担を和らげ、高齢《こうれい》者虐待《ぎゃくたい》等に至らないような支援《しえん》を行います。また、地域全体に共通した問題を保健・医療《いりょう》・福祉《ふくし》機関や地域住民と連携《れんけい》・協力して取り組むネットワークづくりの推進や橋渡《わた》しの役割も担っています。

## 児童福祉《ふくし》施設《しせつ》

### ●児童相談所

児童相談所は、都道府県・政令指定都市・指定都市に最低1カ所設置され、専門職は医師、児童福祉司《ふくし》、児童心理司、保健師等が配置されています。児童虐待《ぎゃくたい》の相談件数が年々増加し、その対応のため保健師の就業数が増えています。保健師は、日常の相談から虐待《ぎゃくたい》の可能性をいち早く発見し、虐待《ぎゃくたい》に至らないようにサポートしたり、家庭から一時保護されている子どもの健康管理や重症《じゅうしょう》心身障がい児等への医療《いりょう》的ケア、家族に保健面への指導等を行っています。対応には緊急《きんきゅう》性を要することもあり、市町村保健センターや医療《いりょう》機関等、関係機関と連携《れんけい》を深め、協働して地域の虐待《ぎゃくたい》防止・支援《しえん》体制を充実《じゅうじつ》させていくことも大切な役割となっています。

## その他にも広がる職場

その他にも、保育所、特別養護老人ホーム等の高齢《こうれい》者施設《しせつ》、訪問看護ステーション、学校・大学等研究機関の健康管理、国際協力機構《こくさいきょうりょくきこう》（ＪＩＣＡ）等、保健師の職場はさらに広がっています。

（標《しめぎ》 美奈子《みなこ》）

ミニドキュメント 1 地域包括支援センターで働く保健師

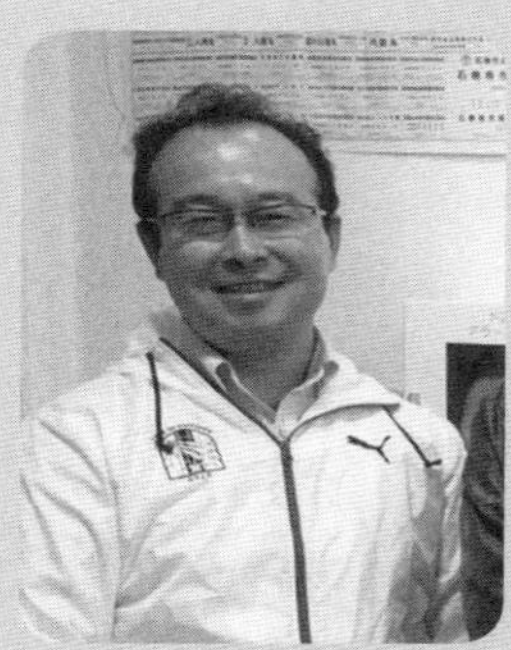

寄稿者提供（以下同）

# 住民の元気な姿を取り戻すお手伝いをする

埼玉県《さいたまけん》 市内《しない》地域《ちいき》包括《ほうかつ》支援《しえん》センター
水《みず》野《の》隆《たか》史《し》さん

## 「何でも相談所」

私の働く、埼玉県の市内にある地域包括《ほうかつ》支《し》援《えん》センターは、担当地域に住むすべての高齢《こうれい》者が、住み慣れた地域で、その人らしく生活できるように、どんな相談にも対応します。言ってみれば、必要な支援《しえん》を実現するための、何でも相談所のようなところです。

仕事の内容は、大別すると①個別の問題解決を重視した活動と、②誰《だれ》もが安心して暮《く》らしていける地域づくり活動とがあります。

個別の問題解決を重視した活動では、テレビで見るようなごみ屋敷《やしき》を訪問することもあります。ごみを集める人には、集める理由や病気が潜《ひそ》んでいることがあり、その人と向き合いながら、少しずつ支援《しえん》を進めていきます。

私が対応した60代後半の女性で、ご主人と二人暮《ぐ》らし、生活保護受給中の方のケースをお話ししましょう。

相談のはじまりは、市の生活福祉《ふくし》課の生活保護担当者からの話でした。

「60歳《さい》代の女性なのだが、5年程前から自宅に引きこもり、一歩も外に出ていない。2年程前から暴言が激《はげ》しくなり、ご主人や生活保護の担当者にフライパンを投げつけたり、包丁をふり回したりする。そのため、ご主人は家にいられなくなり、半年程は漫画喫茶《まんがきっさ》や公園で暮《く》らしていた。1年程前から激《はげ》しい症《しょう》状《じょう》は落ち着き、暴言は続いているが、食欲が落ちてやせてきており、暗い部屋で寝《ね》てばかりいる。女性本人が受診《じゅしん》を拒否《きょひ》しており、10年以上は病院にかかっていない。ご主人も女性の介護《かいご》に疲《つか》れ果てているようす」

子どもはなく、兄弟とも疎遠《そえん》な状況《じょうきょう》とのことでした。

生活保護担当者からの相談を受けて、いっしょにお宅を訪問して、女性とご主人に会い、話を聞きました。ご主人によると女性の症《しょう》状《じょう》が出始めたのは5年程前から。実際にはいないのに「子どもがいる」「虫がいる」等の幻視《げんし》や、「少しの段差でつまずいて転ぶ」等のパーキンソン症状《しょうじょう》があることから、レビー*小体型認知症《しょう》の疑いがあると考えられました。私は、まず女性の状況《じょうきょう》に対する診断《しんだん》を明確にするため精神科の往診《おうしん》が第一優先だと考えました。

第二に取り組んだのは、ご主人へのフォローです。ご主人は、介護疲《かいごづか》れから女性に手をあげてしまうことがあるとのこと。ご主人の精神的なフォローが重要と考え、訪問看護も必

＊**レビー小体型認知症**　レビー小体という蛋白質《たんぱくしつ》がたまり、脳の神経細胞《さいぼう》が徐々に減っていく進行性の病気

要と考えました。

その場で、女性、ご主人、生活保護担当者と私とで往診《おうしん》、訪問看護に関して話し合いました。ご主人は、状況《じょうきょう》を大きく変えるのは不安があるので、まずは往診《おうしん》を試してみて、女性のようすを見てから訪問看護を試したい、とのことでした。女性からも承諾《しょうだく》を得られたので、生活保護担当者もご主人の方針に同意しました。

3日後に往診《おうしん》の医師が診察《しんさつ》した結果、幻視《げんし》、パーキンソン症候群《しょうこうぐん》疑い、認知機能変動等からレビー小体型認知症《しょう》の疑いとの診断《しんだん》。抗認《こうにん》知症薬《ちしょうやく》が処方されました。

やがて薬の効果が表れ、幻視《げんし》が大幅《おおはば》に減少したせいか、女性の表情が穏《おだ》やかになっていきました。また、歩行状態もよくなり、トイレに間に合わず失禁していたのが、間に合うようになりました。ご主人から「約5年ぶりに妻は家から出て、自分の肩《かた》をかりながら近所のスーパーまで歩いて行き、いっしょに大判焼きを食べることができた」と、涙《なみだ》ながらの報告もありました。

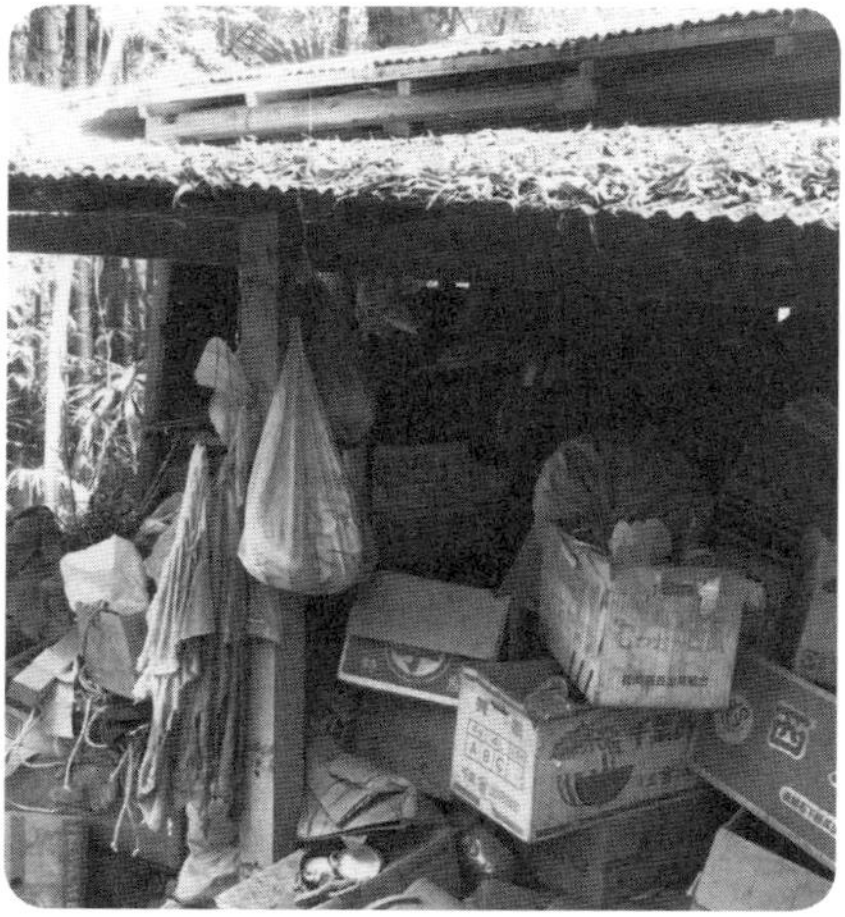
家庭訪問ではいろいろなお宅に伺います

現在は訪問看護師もご主人と女性の同意を得て定期的に訪問しています。薬の効果を確認しながら、女性の表情等を見守り、ご主人の精神的フォローを行っています。

相談のあった家庭の状況《じょうきょう》を客観的に評価し、医療《いりょう》へとつなげる対応ができたことで、苦しんでいた女性とご主人は病気から解放され、5年ぶりに笑顔《えがお》が戻《もど》りました。

## 地域全体で課題を解決

地域包括《ほうかつ》支援《しえん》センターの保健師は、その医《い》療《りょう》的な専門性を活かして、地域の行政職や福祉《ふくし》職、医療《いりょう》職と連携《れんけい》して、地域住民が安心して暮《く》らせるように仕事をしています。誰《だれ》もが安心して暮《く》らしていける地域づくりの活動例には、つぎのようなものもあります。

私の働く地域包括《ほうかつ》支援《しえん》センターでは、「認知症《しょう》高齢《こうれい》者徘徊《はいかい》模擬《もぎ》訓練」を実施《じっし》しています。認知症《しょう》になっても安心して暮《く》らしていける地域づくりが目的です。

厚生労働《こうせいろうどう》省によると、認知症高齢《しょうこうれい》者の数は2012年の時点で全国に約462万人と推計されています。また、2025年には700万人を超《こ》えると推計されており、65歳《さい》以上の高齢《こうれい》者のうち、5人に1人が認知症《しょう》に罹《り》患《かん》する計算となります。2014年時点で、認知症高齢《しょうこうれい》者の行方不明届の受理人数（警察庁調べ）は、1万人を超《こ》えています。訓練には、こうした時代背景もあります。

私が仕事でかかわっている高齢《こうれい》者のなかにも、それまで、自宅で元気に過ごしていた人が、転倒《てんとう》・骨折等をして長期間入院した後、退院して自宅で過ごしたいと本人が希望しても、希望通りにならず、施設《しせつ》に入所となることがあります。それは、①本人の身体や認知機能が低下したり、②家族が高齢《こうれい》でその力をかりることが難しかったり、③介護《かいご》保険・医療《いりょう》保険等の制度のサービスだけでは、本人が地域で生活を続けていくことを支えることが難しい、という現実があるためです。

そこで、地域の人に力をかしてもらえれば、本人の「家に帰りたい」という希望を叶《かな》えられるかもしれないと、ほかの地域でも、同様の目的で行われている「認知症《しょうこうれい》高齢者徘徊《はいかい》模擬《もぎ》訓練」を始めました。

この活動では、認知症高齢《しょうこうれい》者役の人に市民が声をかける訓練を通じて、①訓練後も日常的に声をかける等の活動をできるようにすること、②地域で認知症《しょう》の人を見守る意識をつくり出すこと、③道に迷っている時の本人の気持ちに配慮《はいりょ》した声かけや見守りができるようにすること、の3点を重点目標として行っています。

訓練等の手段を通じて、地域づくりという目的を達成していくうえで大事なのは、つぎのようなことです。

・訓練を企画《きかく》し、話し合う実行委員会に地域住民に主体的に参加してもらうこと
・訓練終了《しゅうりょう》後も実行委員会を継続《けいぞく》し、訓練からみえた、地域の課題を話し合うこと
・地域の課題を地域住民が主体となり、解決できるようにしていくこと

実際に、訓練終了《しゅうりょう》後の実行委員会で、ある町内会長が、「私の町会が〇〇市でいちばん高齢《こうれい》化が進んでいるので、来年は、ぜひ、うちの町会が主体となって訓練を行い、高齢《こうれい》者を見守る意識をつくり出したい」と名乗り出てくれました。

現在、次年度の訓練に向けて、その町内会を主体とした実行委員会を立ち上げて、住民

との話し合いを進めています。また、実際に、地域住民が迷っている人に声をかけて、助けることができた例も増えてきています。地域の課題を住民といっしょに話し合いながら、住民がみずからの力でその課題に取り組んでいけるように支援《しえん》することも、地域包括支援《ほうかつしえん》センターの保健師の役割のひとつです。

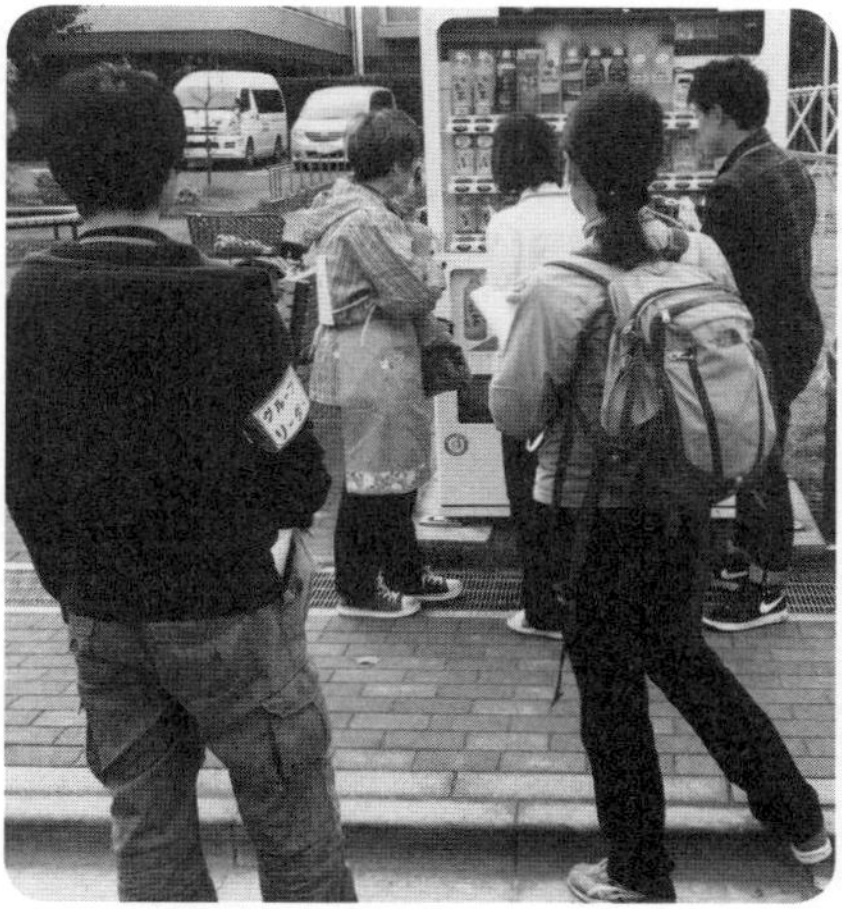
地域の人たちとの模擬訓練のようす

## 地域に元気になってもらいたい

紹介《しょうかい》した二つの例のように、地域包括支援《ほうかつしえん》センターの保健師は、地域住民に個別に向き合うこともあれば、一定エリア全体の住民と向き合うこともあります。一人の住民と向き合い、その方が本来の姿を取り戻《もど》し、元気になっていくようすをみられることは、ほんとうにうれしいことです。また、地域住民と向き合う中で、地域が変わっていくようすをみられることもやりがいのあることです。

今後の日本において、地域包括《ほうかつ》ケアの中核《ちゅうかく》を担う地域包括支援《ほうかつしえん》センターが果たす役割は、決して小さくはないと思います。私は、地域住民といっしょに汗《あせ》と涙《なみだ》を流すことができるこの現場は、楽しく、やりがいのある仕事場だと思います。

ミニドキュメント 2 産業保健にかかわる保健師

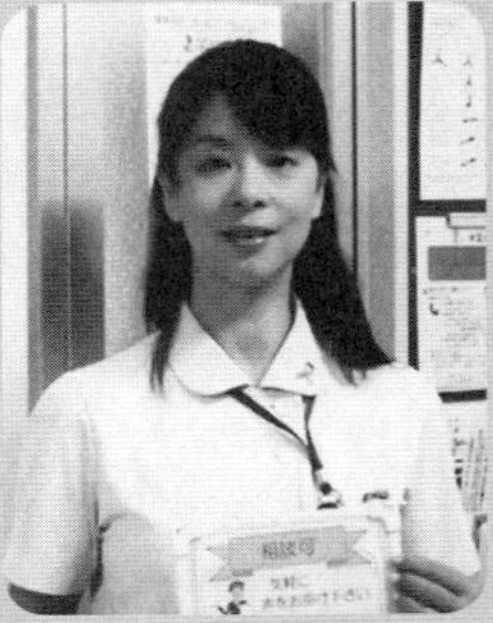

寄稿者提供（以下同）

# 社員の心と体に寄り添いながら働く

オイレス工業《こうぎょう》株式会社《かぶしきがいしゃ》
寺﨑《てらさき》明子《あきこ》さん

## 企業《きぎょう》の安全衛生管理の担い手として

私が勤務している会社では、自動車やさまざまな機械で関節のように動く軸《じく》を支え、機械の動きをなめらかにする軸受《じくうけ》と呼ばれる部品を製造販売《はんばい》しています。また、地震《じしん》のさいに建物の揺《ゆ》れを穏《おだ》やかにする免震《めんしん》・制震装置《せいしんそうち》等も生産しています。

国内外に複数の事業場があり、従業員は会社全体で約2000人。そのなかで、本社でもある神奈川《かながわ》県の藤沢《ふじさわ》事業場の従業員は約500人。ここで私は産業保健師として働いています。保健を担うスタッフは、ほかに月1回来社する産業医が1名、隔月《かくげつ》1回来社する心療《しんりょう》内科医が1名います。

産業保健師は、従業員一人ひとりの健康状

態だけでなく仕事の中身もよく理解する必要があります。また、現在の健康状態を把握《はあく》するとともに、このまま働き続けると将来、心身にどのような影響《えいきょう》が考えられるかを予測し、事故防止や病気予防の視点で助言指導をしていきます。

そして、「非常に残念なことにうつ病で自殺者が出た。社員は会社のかけがえのない大切な資産であり、このようなことが二度と起こらないように社員の心に寄《よ》り添《そ》える看護職を置きたい」という会社の意向で社内保健師第一号となりました。

## 会社の保健室

私がいつもいるのは、会社の保健室に当たる「健康相談室」です。簡単なけがであれば消毒をして絆創膏《ばんそうこう》処置、捻挫《ねんざ》や腰痛であれば湿布《しっぷ》を貼《は》ります。頭痛生理痛の痛み止めや風邪《かぜ》薬を希望する人たちは毎日平均2~3人ほど訪れます。こうしたケアの時には看護師の経験を活かし、健康相談や保健指導、健康教育、職場巡視《じゅんし》の場面では保健師らしさを発揮する仕事となります。

たとえば、健康診断《しんだん》や人間ドックで病気の疑いが見つかった時には、病気の解説、検査や治療《ちりょう》方法、病院についての情報提供を、また「最近よく眠《ねむ》れない」「職場の人間関係に悩《なや》んでいる」「朝起きて会社に行こうとすると気分が悪くなって行くのがつらい」等ストレスや心の不調相談には、まず話をよく聴《き》くように努めます。

いいか悪いかといった答えではなく、相談者が今、何に悩《なや》み困っているのかを受け止めます。不安が不安を呼び、自分でも何が何だかわからなくなって混乱している場合もあるため、問題の整理を手伝います。自分でできることとできないこと、がんばるべきことと無理をしてはいけないこと、家で休めば回復する場合と病院を受診《じゅしん》して医師の治療《ちりょう》が必要な場合との違《ちが》い等、本人が正しく状況《じょうきょう》を理解して問題解決に取り組めるように、後ろからそっと支える気持ちで接します。

## 産業保健師ならではの職場巡視《じゅんし》

産業保健師の仕事として大切なものに、職場巡視《じゅんし》があります。

社内にはさまざまな職種や仕事があります。各種作業を担う事務、取引先とのやりとりで走り回る営業、設計や実験・試験を行う技術研究部門、工場では機械の組み立てや製造ライン作業、事業場全体の設備管理や清掃《せいそう》もあれば、食堂の献立《こんだて》立案や調理等……。それぞれに大変さや危険性が異なります。製造ライン作業担当者は、機械のあいだで一日中立ちっぱなしで多くの製品を作ります。化学物質から身を守るために防塵《ぼうじん》マスクや防護服を着て作業する人もいて、工場作業担当者は簡単に職場を離《はな》れて相談や講習会に来ることは難しいのが実状です。職場巡視《じゅんし》は、そういう人たちと接するためにとても重要な活動です。

職場巡視《じゅんし》では、職場を巡回《じゅんかい》して、作業場の5S（整理、整頓《せいとん》、清掃《せいそう》、清潔、躾《しつけ》）や危険な作業がないか等を確認し、改善の必要性について助言と指導をしていきます。安全衛生委員会*の活動として複数のスタッフで回ることもありますが、保健師単独で巡視《じゅんし》を行い、「こんにちは、お変わりありませんか?」と声をかけながら歩き回ることもあります。

***安全衛生委員会**　労働安全衛生法では労働者の意見を事業者の行う安全衛生に沿うよう整えていくことが定められている。その対策のため調査審議を行う取り組み。

騒音《そうおん》職場で耳栓《みみせん》をしていない作業担当者を見かけると、「難聴《なんちょう》予防のためです、耳栓《みみせん》を」とその場で装着《そうちゃく》させます。夏は熱中症《しょう》対策のため水分や塩分補給を勧め、冬の感染症《しょう》の流行期には体調確認をしながら巡視《じゅんし》します。近くを通ったさいに相談を受けることもよくあり、貴重な時間だと思っています。

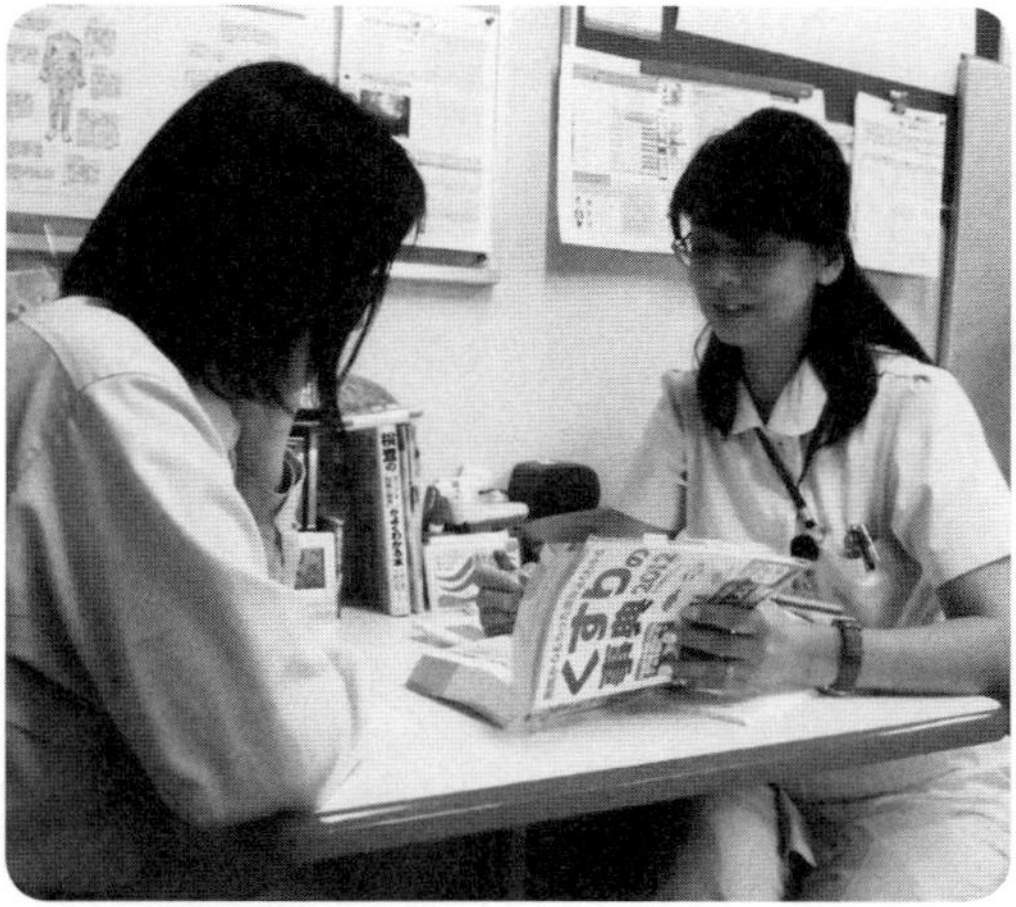

健康相談室で社員の健康相談

## 健康診断《しんだん》の結果が物語る暮《く》らしぶり

社員の多くは「自分は健康だ」と漠然《ばくぜん》と思っています。健康診断《しんだん》も、「職場で受けろと言われるから受診《じゅしん》するけど、結果を自分では見ない」という人もたくさんいます。健診《けんしん》結果には、数値だけでなく、その人の暮《く》らしぶりや健康に対する価値観が表れます。忙《いそが》しくても生活の充実《じゅうじつ》をきちんと図り食事バランスや運動習慣を心がけている人、ストレス解消の飲酒による肝《かん》機能障害がなかなか改善しない人等、社内では見えない生活のくせが結果の裏側に透《す》けて見えてきます。

保健師としては、できるだけ病気になる前に健康管理の必要性に気付いてもらい、治《ち》療《りょう》しなくてすむように過ごしてほしいと願っています。ですが、痛くもかゆくもないうちは、なかなか改善が難しいのが実情です。

あれがダメ、これもダメ、とできていないことを注意するのではなく、まずは病気の正しい理解をうながし、本人の興味や生活の中でできそうなことをひとつでも見つけてもらうようにしています。去年より今年、今年より来年、と長い目でみて、生活改善をしてもらい、その後の体調回復を本人と共有します。「自分の体だからほっといてくれ」と啖呵《たんか》を切っていた人が、「甘《あま》い缶《かん》コーヒーはやめてお茶だけにして、少し歩くようにしたからやせたんですよ」とうれしそうに報告に来てくれたこともありました。「その積み重ねが大切です。いいですね」と努力を認める言葉が返せた時、仕事のやりがいを感じます。

## 地域職域連携《れんけい》を活用した健康教育

病気の悪化防止や健康増進のため、労働者に向けて講習会も行っています。私自身が講師を務めることもありますが、地域保健分野の専門家と連携《れんけい》し、社員といっしょに楽しく学ぶこともあります。講師を依頼《いらい》するのは、市役所の保健師、歯科衛生士、歯科医師や保健医療《いりょう》センター運動指導員、産業医、精神科相談医等、より専門性の高い最新情報を提供してくれる人たちです。産業保健師に必要な各種研修会に参加することもあります。そこでは先進的な産業保健活動の実践《じっせん》について学ぶことができ、他企業《きぎょう》で働く保健師との交流も図れます。また、厚生労働省や市町村、あるいは日本産業保健師会《にほんさんぎょうほけんしかい》等が発信するメールマガジンを定期的に購読《こうどく》することで最新情

料金受取人払郵便

本郷局承認

3345

差出有効期間
2021年4月30日
まで

郵便はがき

113-8790

(受取人)
東京都文京区本郷1・28・36

株式会社 ぺりかん社

一般書編集部行

## 購入申込書

※当社刊行物のご注文にご利用ください。

| | | |
|---|---|---|
| 書名 | | 定価[ 円+税]<br>部数[ 部] |
| 書名 | | 定価[ 円+税]<br>部数[ 部] |
| 書名 | | 定価[ 円+税]<br>部数[ 部] |

| | | |
|---|---|---|
| ●購入方法をお選び下さい(□にチェック) | □直接購入(代金引き換えとなります。送料+代引手数料で900円+税が別途かかります)<br>□書店経由(本状を書店にお渡し下さるか、下欄に書店ご指定の上、ご投函下さい) | 番線印(書店使用欄) |
| 書店名 | | |
| 書 店<br>所在地 | | |

書店様へ:本状でお申込みがございましたら、番線印を押印の上ご投函下さい。

※ご購読ありがとうございました。今後の企画・編集の参考にさせていただきますので、ご意見・ご感想をお聞かせください。

アンケートはwebページでも受け付けています。

URL http://www.perikansha.co.jp/qa.html

| 書名 | No. |
|---|---|

●この本を何でお知りになりましたか?

□書店で見て　□図書館で見て　□先生に勧められて
□DMで　□インターネットで
□その他［　　　　　　　　　　］

●この本へのご感想をお聞かせください

・内容のわかりやすさは?　□難しい　□ちょうどよい　□やさしい
・文章・漢字の量は?　□多い　□普通　□少ない
・文字の大きさは?　□大きい　□ちょうどよい　□小さい
・カバーデザインやページレイアウトは?　□好き　□普通　□嫌い
・この本でよかった項目［　　　　　　　　　　］
・この本で悪かった項目［　　　　　　　　　　］

●興味のある分野を教えてください（あてはまる項目に○。複数回答可）。
また、シリーズに入れてほしい職業は?

医療　福祉　教育　子ども　動植物　機械・電気・化学　乗り物　宇宙　建築　環境
食　旅行　Web・ゲーム・アニメ　美容　スポーツ　ファッション・アート　マスコミ
音楽　ビジネス・経営　語学　公務員　政治・法律　その他
シリーズに入れてほしい職業［　　　　　　　　　　］

●進路を考えるときに知りたいことはどんなことですか?

［　　　　　　　　　　］

●今後、どのようなテーマ・内容の本が読みたいですか?

［　　　　　　　　　　］

| | | | |
|---|---|---|---|
| お名前 | ふりがな<br>［　歳］<br>［男・女］ | ご職業・学校名 | |
| ご住所 | 〒［　−　］　TEL.［　−　−　］ | | |
| お買上書店名 | 市・区<br>町・村　書店 | | |

ご協力ありがとうございました。詳しくお書きいただいた方には抽選で粗品を進呈いたします。

報を収集する等、一人職場であっても自分の能力の不足を補えるよう、気をつけています。

## 社内のコーディネーターをめざす

２０１６年安全衛生法改正により年１回のストレスチェック実施《じっし》が義務となり、医師または保健師が実施者《じっし》としてかかわることが定められました。これまで以上にストレスや心の病気への対応が保健師に求められます。

会社は働く所であり、一人ひとりが決められた仕事を処理できないと職場にも多大な迷《めい》惑《わく》がかかります。不調を訴《うった》える人に業務の軽減を図ると代わりの誰《だれ》かに業務負荷が増え、健康障がいは個人の問題だけではすみません。長く休むような場合には、労働者本人だけでなく、職場上司や人事担当者、産業医も交えて対応を話し合います。健康回復のために一定期間休養しても、職場復帰できずに退職する社員もいます。そんな時はとても切ないです。保健師は、本人の自立と健康回復をしようとする力を支える存在であり、労働者と職場両者の立場を中立的に理解することが求められます。そして、職場上司や同僚《どうりょう》らとの人間関係調整や体調に応じた就業上の配慮《はいりょ》を会社に求め、病気や不調な状態がたとえあったとしても働き続けられるように協力を得るための仲介《ちゅうかい》役を担います。

産業保健師に求められる資質としては、人とかかわることが好きで、相手の話をよく聴《き》き、いろいろな人と相談し問題解決する協調性があること。そして、寝《ね》て起きたら元気が出るようなタフなハートの持ち主であることでしょうか。産業保健師をめざす金の卵のみなさんを応援《おうえん》し、現場で待っています。

保健師の生活と収入・将来性

# 安定した勤務体系と収入
# 健康問題解決のため、今後も求められる仕事

## 地方公務員と変わらない収入

保健師は、69～75ページで紹介《しょうかい》したように、県や政令市の保健所、市町村保健センター、地域包括支援《ほうかつしえん》センターや企業《きぎょう》、社会福祉施設《ふくししせつ》、病院等で就業しています。地方公務員として県・政令市の保健所、市役所の保健師になる場合、地方公務員上級職として採用試験を受けて就職することになります。

給与《きゅうよ》は、各自治体によって異なりますが、おおむね公務員上級職の給与《きゅうよ》に相当します。昇格《しょうかく》は年に1回あり、夏季・冬季休暇《きゅうか》、年次有給休暇《きゅうか》も保障されています。企業《きぎょう》の健康管理センター等へ就職した場合は、その企業《きぎょう》の給与《きゅうよ》体系により初任給は変わります。病院において継続《けいぞく》看護部門や訪問看護部門の保健師として就職した場合は、保健師免許《めんきょ》がある

と看護師新採用者より1年分加えた上乗せ加算がされています。

## 安心して勤められる勤務体系

勤務体系は、病院以外では日勤の午前8時30分〜午後5時15分までの勤務が基本になります。土・日・祝日・年末年始はお休みの職場がほとんどですが、住民を対象とした保健活動ですから、住民が参加しやすいように両親教室が土曜日に開催《かいさい》されたりします。また、日曜日に市民まつりや市民マラソンの救護班として出勤することもあります。その場合でも、必ず振替《ふりかえ》休日等が取れる体制がとられています。結婚《けっこん》後、子どもを育てながら仕事を続けられる環境《かんきょう》があるかどうかも仕事を選ぶ時に重要な条件になるでしょう。妊娠《にんしん》すれば産前・産後の休暇《きゅうか》も労働基準法により保障されています。育児・介護《かいご》休業法による育児休業も取りやすい環境《かんきょう》にあるといえます。現在、男性の保健師の就業数は全体の２％以下です（くわしくは１１２〜１１４ページ参照）。

## 長く仕事を続けていくための条件

保健師は、日々の健康ニーズや社会の情勢が急速に変化していく中で、最新の医療《いりょう》・保健、福祉《ふくし》等地域の情報をキャッチして仕事に反映させていかなければなりません。基礎《きそ》教育では、その基本的な知識や技術、学習方法について学ぶにすぎませんので、勤務先の研修制度が十分かどうかも大変重要になります。以下に、いくつかの例をあげてみます。

**●就職後の研修教育体制が整っている**

これから勤めようとする職場では、日頃《ひごろ》の仕事の悩《なや》みを相談できる体制が整っているでしょうか。新人で採用されると、最初は、相談しやすい年代の近い先輩《せんぱい》が一対一で実践《じっせん》的に指導する体制があります。日頃《ひごろ》の業務を楽しく行い、研究的に取り組んでいる職場であるか、学会や研究会に参加できる体制があるか、確認をしてみましょう。職場内・職場外の研修体制が整っていることも重要です。

**●福利厚生活動が充実《じゅうじつ》している**

働き続けるためには、心も体もリフレッシュし

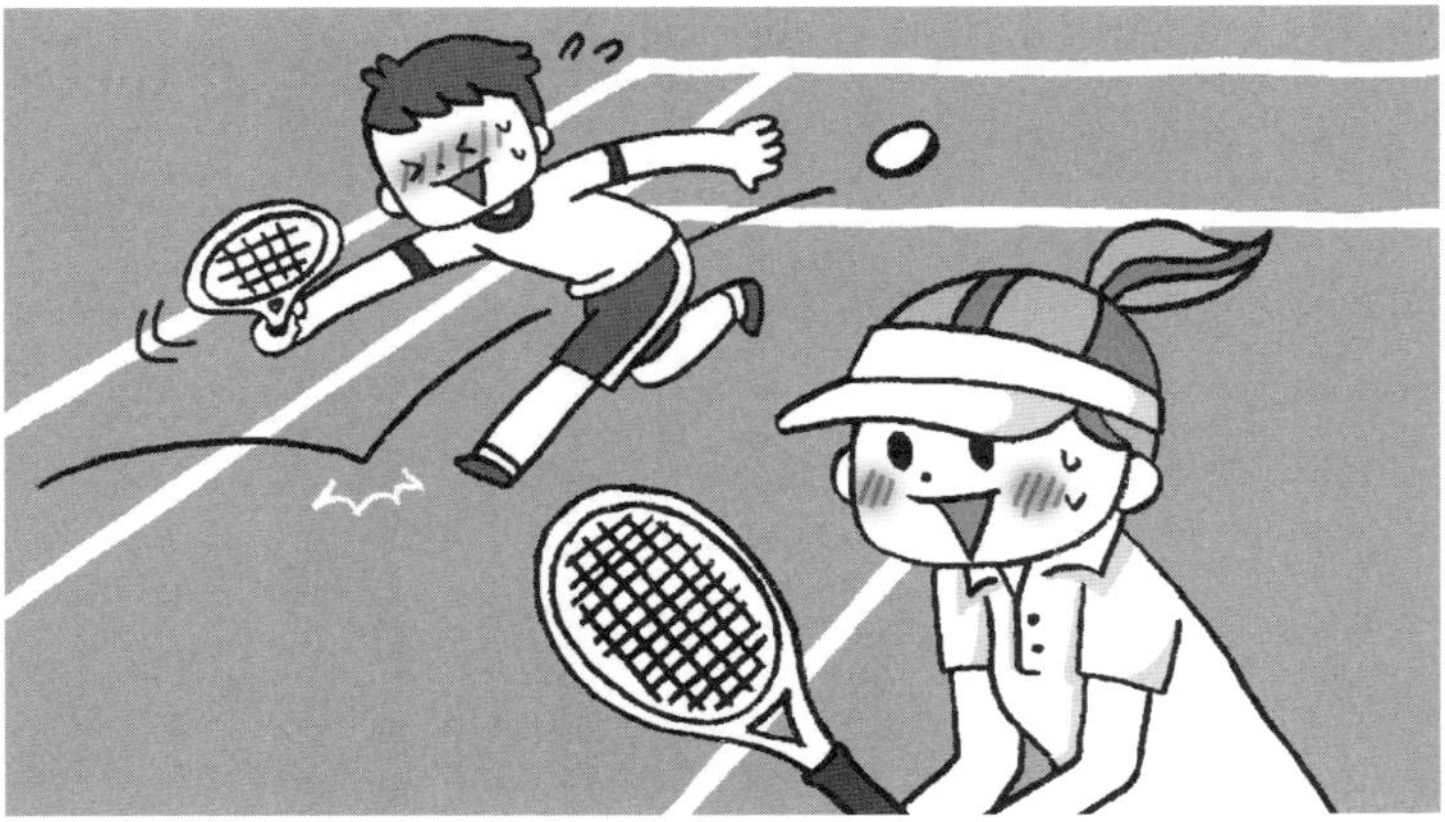

て、つぎの活動のエネルギーを蓄《たくわ》えることも大切です。それぞれの職場の多くは、福利厚生施設《しせつ》は整備されているところが多いものです。各職場には職員同士の交流や親睦《しんぼく》を図るためのサークルもあります。同業の保健師だけでなく、異職種の人たちとの交流の機会がたくさんあります。いろいろな年代の人や職種の人と交流することによって、さまざまな生き方や価値観に出会い人間性もみがかれます。自分自身のアイデンティティーを確立することにもつながります。仕事以外の楽しさも経験できるので活用してみるのもよいでしょう。

### ●結婚《けっこん》後、子育てや介護《かいご》をしながらも安心して仕事ができる制度が整っている

保健師は、女性の多い職業です。国家資格をもつことで、結婚《けっこん》しても仕事を続けている先輩《せんぱい》はたくさんいます。

保健師は、結婚《けっこん》後も長く続けられる職業です。そのためには、自分自身がその職業に誇《ほこ》りと自信をもって楽しく仕事が続けられる環境《かんきょう》条件も大切になります。

出産・育児休業制度が、実際にどのように活用されているかも大事なことです。仕事を辞めざるを得なかった理由（離職理由《りしょくりゆう》）をみると、結婚《けっこん》や配偶者《はいぐうしゃ》の転勤によりその地を離《はな》れる等、物理的条件が上位を占《し》めています。その後に人間関係、仕事の悩《なや》み、子育て・介護《かいご》、福利厚生等が続きます。介護《かいご》の問題も大きくなってきています。一度、やむを得な

い状況《じょうきょう》で離職《りしょく》しても、資格をもっていることにより、子育てや介護《かいご》が落ち着いた時や転勤先で仕事に復帰する人もいます。また、産休で休んでいる人の代わりに非常勤として勤務するという形もあります。

男性、女性に限らず、その人のライフスタイルに合わせた勤務形態を選択《せんたく》できるのも、保健師という専門資格をもつ者の強みなのではないかと思います。中途《ちゅうと》採用や非常勤として勤務するさいには、今までの勤務経験や勤務年数が給与《きゅうよ》に経験加算されます。

## 将来性

平均寿命《じゅみょう》が世界でもトップクラスのわが国では、今後健康寿命《じゅみょう》の延伸《えんしん》が健康課題解決の大きな目標となります。病気を治すことから病気にならない

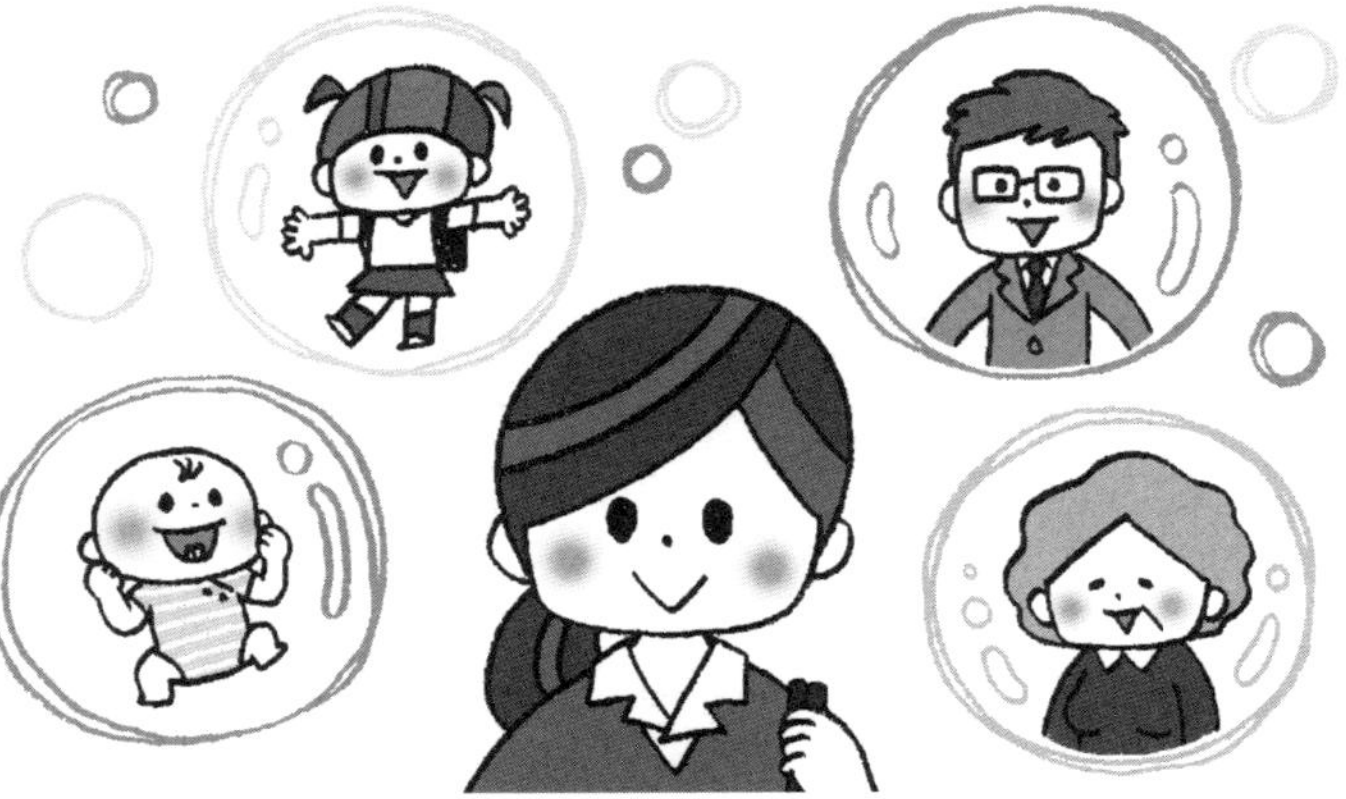

ための予防策がさらに重要になってきます。生活習慣病予防のための支援《しえん》として行う「特定健康診査《しんさ》・特定保健指導」では、生活習慣病の保健指導に保健師の果たす役割が大きく、ますます保健師の活躍《かつやく》が期待されています。

少子化の時代、地域での子育てにおいては、地域での子育て支援《しえん》や虐待《ぎゃくたい》予防等、保健部門だけでなく児童相談所のような福祉《ふくし》部門における保健師の役割が期待されています。

現在は行政で働く保健師の割合がまだ多数を占《し》めていますが、地域包括支援《ほうかつしえん》センター、企業《きぎょう》や福祉施設《ふくししせつ》、訪問看護ステーション等、保健師の働く場の領域は増々拡大していっています。さまざまな専門職との連携《れんけい》を図りながら、地域を支援《しえん》できるスペシャリストとして期待されています。さらに国際化の中で、地域の保健活動の実践《じっせん》は国際協働の分野において予防活動の範例《はんれい》として期待されています。

（神奈川県立保健福祉大学《かながわけんりつほけんふくしだいがく》看護学科　渡部月子《わたなべつきこ》）

# 柔軟な人間性をもちながら社会変化を敏感に感じとる！

## 保健師の仕事にたずさわる者として

保健師は、子どもからお年寄りまで対象も多岐《たき》にわたり、健康な人から疾病《しっぺい》をかかえる人まで、健康レベルもさまざまです。専門職として、科学的な知識と技術で的確に判断を下さなければいけない場面も多々あります。同じ職業の人だけでなくいろいろな職種の専門家とチームを組んで仕事をしなければなりません。長く仕事を続けていくための条件をいくつかあげてみましょう。

### ●自分自身が健康であること

あらゆる健康レベルの人たちと接する職業なので、自分自身が健康で心にゆとりがなければ、相手の話をよく聴《き》いてその人に必要な支援《しえん》は何かを考えることは難しいでしょう。

自分自身も常に健康に気をつけて、いつでも誰《だれ》からも気楽に相談されるような人でなければなりません。明るく元気にいきいきと活動するためにも、心身ともに健康であることが第一の条件にあげられます。

## ●柔軟《じゅうなん》な思考と人間性

保健師は、さまざまな価値観をもつ人たちと出会い、その人たちの考えや生活を尊重しながら、どのようにしたらより健康な生活が送れるかをともに考え支える職業です。自分の価値観を押《お》しつけるのではなく、相手の価値観も受け入れられる柔軟《じゅうなん》な思考と人間性が重要になってきます。健康に不安を感じていたり悩《なや》みがあってもなかなか相談できない地域住民の悩《なや》みをいっしょに解決していくには、相手の話がよく聴《き》けること、そして受け止められる受容的態度が大事な資質です。

## ●科学的な思考と論理的判断力があること

地域の人たちがどのような生活をしていけばより健康な生活が送れるか、看護の視点から背景や阻害《そがい》要因を導き出し、理論に基づいた科学的裏づけをもって判断できることが大切です。その人らしく生きていくためには、どのような支援《しえん》が必要なのかを、客観的に見極めることが求められます。経年的データの分析《ぶんせき》から年齢《ねんれい》や地域の特徴《とくちょう》等を考慮《こうりょ》して今後起こりうる疾患《しっかん》等を予測する力も必要です。冷静で公平に判断できる論理性も大事な要素です。

## ●地域の中で「ふつう」の生活ができること

ふつうの生活が営まれている地域の中での支援《しえん》が主な仕事になります。自身も成熟した大人の人間として、自立した生活ができること、自分自身の日常の生活体験がとても重要になります。

毎日の自分の生活そのものが、仕事の専門性を高めることにつながるのです。

## ●企画《きかく》すること、みんなでつくり上げていく創造力があること

チームを組んで、いろいろな人たちと協力し合って仕事をしていく場面が保健師には数多く存在します。みんなで知恵《ちえ》を出し合って努力することをいとわない、そんな忍耐《にんたい》力と創造力がとても重要です。

何が大事なことか（目標）、どうすればよいか（行動計画）、誰《だれ》がやるか（役割分担）を適切に判断できること、そして惜《お》しみなく目標に向かって自分の力が発揮できる行動力のある人こそ、この職業を選択《せんたく》してほしいと思います。

## ●みずから学ぶこと・常に向上心をもつこと

世の中がどんどん変わってきて過去に類をみないさまざまな現象が起こってきた時に、どういう解決方法を身につけるか。公衆衛生看護学の体系化のためにも日々の仕事をきち

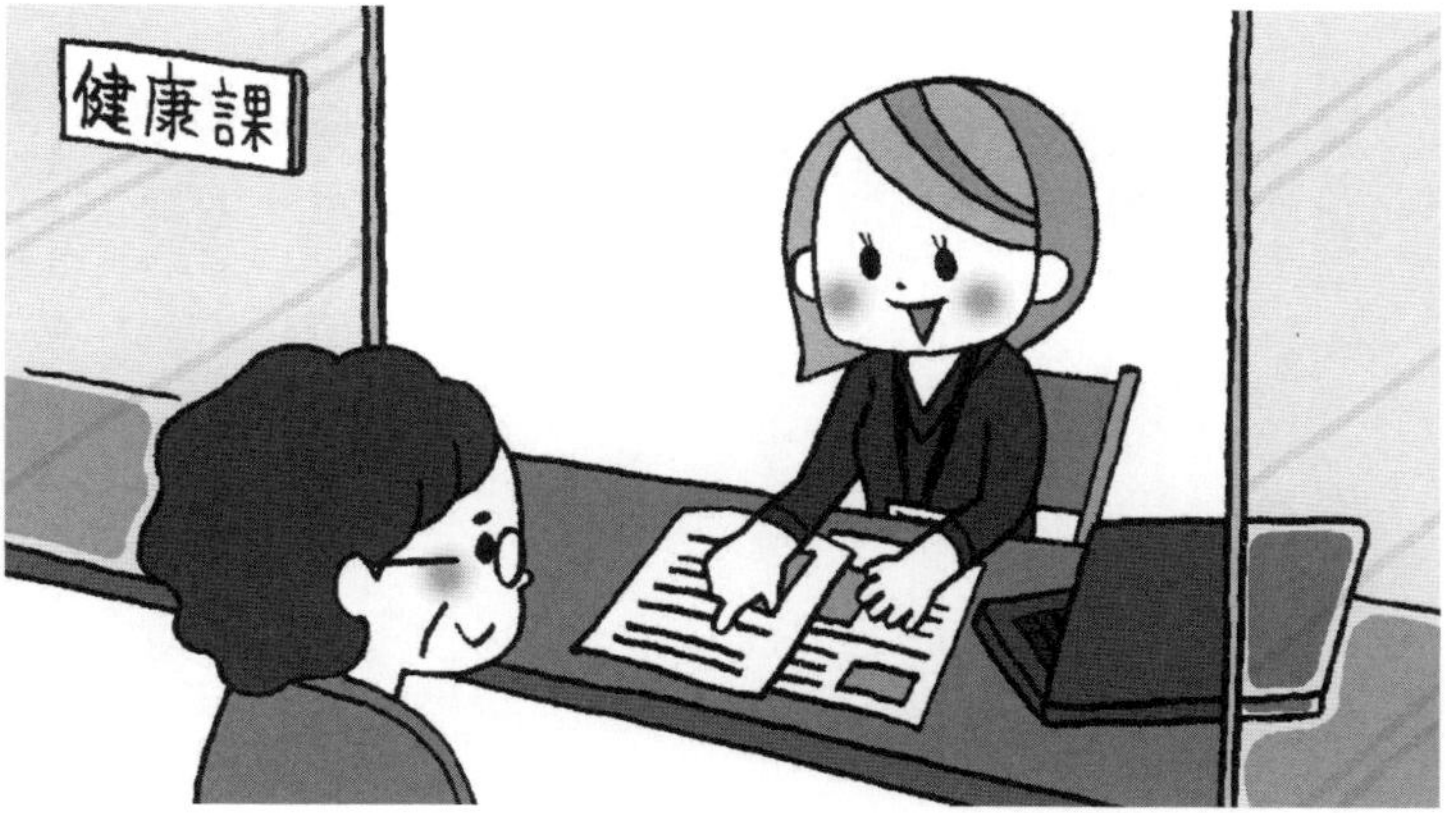


んとまとめていくことが重要になってきますし、その力が求められています。実務経験をしっかり積んで、大学院で研究する道や、後輩《こうはい》のために教育の道に進む方法もあります。わからないことをそのままにしておかないで、常に前に向かって進む努力を積み重ねていくことが専門性を深め、そのことが自信と誇《ほこ》りにつながっていくのです。

　保健師の仕事は幅《はば》が広く奥《おく》が深いものです。新しい情報を常に取り入れていかないと時代のニーズに追いついていけないのが専門職の仕事といえるでしょう。働き続ける限り、一生学び続けていくといった探究心と向上心をもちたいものです。

（渡部月子）

保健師養成校では何を学ぶ?

# 公衆衛生看護学のほか保健師教育の核となる知識を学ぶ

## 公衆衛生を基盤《きばん》にした専門性の高い看護活動

公衆衛生看護は公衆衛生の目的を看護の立場から達成するために実践《じっせん》される個人・家族、集団、地域を対象にした活動です。公衆衛生は、その時代の人びとの健康問題の原因を人間と社会・環境《かんきょう》との関係の中で分析《ぶんせき》し、解決策や予防方法を検討し、法律や制度・政策に反映し、人びとの健康意識や行動をうながすことに組織的に取り組んできました。公衆衛生看護活動も、時代によって変化する健康問題に対応し人びとの健康増進と疾病《しっぺい》予防を担ってきました。保健師の教育課程の内容は、その時代に求められる保健師の専門性を強化してきたのです。その変遷《へんせん》を見てみましょう。

## 時代に沿って強化される教育課程

保健師教育課程（カリキュラム）は、1941年に国による保健師（当時は「保健婦」）制度ができてから現在までに10回の改正が行われています。時代によって改善や予防すべき健康問題は異なり、健康に影響《えいきょう》を与《あた》える環境《かんきょう》も変化してきました。それに合わせて教育カリキュラムの内容も変わってきたのです。たとえば戦時中の衛生環境《かんきょう》や栄養状態が悪く、結核《けっかく》等の伝染病による死亡率が高かった時代は感染症《しょう》に重点が置かれ、経済的に豊かになり生活習慣病が増えてきた時代では、生活習慣病に対応できる内容へと変化してきました。最近では、児童虐待《ぎゃくたい》の防止、生活習慣病の予防や自殺対策、健康格差、災害等の健康危機管理等、健康課題が複雑・多様化し、健康阻害《そがい》要因の分析《ぶんせき》や予防対策、組織的取り組み等公衆衛生を基盤《きばん》にした保健師教育がより一層求められています。

このような現状から、2009年に保健師助産師看護師法の一部が改正され、保健師教育の修業年限が6カ月以上から1年以上になりました。同時に、看護系大学では卒業の要件として看護師と保健師の国家試験受験科目が必修でしたが、保健師国家試験受験科目の選択《せんたく》制が可能になりました。

保健師助産師看護師法の改正にともない、教育内容を定めている保健師助産師看護師学校養成所指定規則の一部を改正する省令が２０１１年に施行されました。保健師の教育時間は23単位から28単位に増加し、さらに充実《じゅうじつ》した現在のカリキュラムになっています。「看護師等養成所の運営に関する指導ガイドライン」では、保健師教育の基本的考え方としてつぎの五つを示しています。

1．個人・家族・集団・組織を含《ふく》むコミュニティ（共同体）を地域とし、地域及《およ》び地域を構成する人々の心身の健康並《なら》びに疾病《しっぺい》・障害の予防、発生、回復及《およ》び改善の過程を社会的条件の中で系統的かつ予測的に捉《とら》えてアセスメントし、地域の顕在《けんざい》化・潜在《せんざい》化した健康課題を明確化し、解決・改善策を計画・立案する能力を養う。

2．地域の人々が自らの健康状態を認識し、健康の保持増進を図ることができるように支《し》援《えん》するとともに、自主的に社会資源を活用できるよう支援《しえん》し評価する能力を養う。

3．健康危機管理の体制を整え、健康危機の発生時から回復期の健康課題を早期に発見し迅速《じんそく》かつ組織的に対応する能力を養う。

4．地域の健康水準を高めるために、保健・医療《いりょう》・福祉《ふくし》サービスを調整し活用する能力及《およ》び地域の健康課題の解決に必要な社会資源を開発し施策《しさく》化及《およ》びシステム化する能力を養う。

5．保健・医療《いりょう》・福祉《ふくし》及《およ》び社会に関する最新の知識・技術を主体的かつ継続《けいぞく》的に学び、実《じっ》践《せん》の質を向上させる能力を養う。

## 図表2 保健師教育課程で履修が必要な科目と単位

| 教育内容 | 単位数 | 備考 |
|---|---|---|
| 公衆衛生看護学 | 16（14） | |
| 　公衆衛生看護学概論 | 2 | |
| 　個人・家族・集団・組織の支援<br>　公衆衛生看護活動展開論<br>　公衆衛生看護管理論 | 14（12） | 健康危機管理含む |
| 疫学 | 2 | |
| 保健統計学 | 2 | |
| 保健医療福祉行政論 | 3（2） | |
| 臨地実習（公衆衛生看護学実習） | 5 | 保健所・市町村での実習含む |
| 　個人・家族・集団・組織の支援実習 | 2 | 継続した指導含む |
| 　公衆衛生看護活動展開論実習<br>　公衆衛生看護管理論実習 | 3 | |
| 合計 | 28（25） | |

注：表は、「保健師助産師看護師学校養成所指定規則」（2016年８月）より抜粋。単位の計算方法は、大学設置基準（昭和31年文部省令第28号）第21条第２項の規定の例による。看護師学校養成所のうち第４条第１項に規定する課程を設けるものとあわせて指定を受け、かつ、その学生または生徒に対し一の教育課程によりこの表および別表三に掲げる教育内容をあわせて教授しようとするものにあっては、括弧内の数字によることができる。

これら五つの能力を養うための、現在の教育カリキュラムを見てみましょう（図表２）。公衆衛生看護学は保健師教育の核《かく》になります。公衆衛生看護の定義や理念、基盤《きばん》となる概念《がいねん》について学びます。公衆衛生看護の実践《じっせん》には地域診断《しんだん》が不可欠です。地域診断《しんだん》は、住民の健康状態や生活、健康に影響《えいきょう》する環境《かんきょう》や労働、社会福祉《ふくし》サービス等さまざまな情報を関連づけて分析《ぶんせき》し、目に見える問題だけでなく地域に潜《ひそ》んでいる健康問題を見いだしていきます。これらの情報は、統計資料だけでなく家庭訪問・健康相談・住民の声等、保健師の日常活動の積み重ねを通して得ていきます。地域診断《しんだん》を基盤《きばん》にして地域特性に合った活動を、計画（Plan）・実施《じっし》（Do）・評価（Check）・改善（Action）という活動プロセスに沿って具体的な考え方や進め方を学んでいきます。

　公衆衛生看護の対象は、子どもから高齢《こうれい》者まであらゆる年齢《ねんれい》の人であり、健康な人から障がいがあったり、難病、重い病気の人まで健康レベルもさまざまです。その人たちの特徴《とくちょう》を理解し、ライフサイクルや健康状態に合わせて、個別に、あるいは同じ立場の人たちの集団に対して支援《しえん》したり、地域全体に働きかける等、対象者の特徴《とくちょう》に合わせた保健活動の展開方法を学びます。

　さらに、対象者が主体的に問題解決することをめざした支援《しえん》方法を学びます。支援《しえん》の方法は、個人・家族を対象に、自宅に出向く家庭訪問や電話・面接等による健康相談、集団を対象とした健康教育、乳幼児健康診査《しんさ》、小グループ支援《しえん》等があり、その目的と支援《しえん》の実際を理解します。健康問

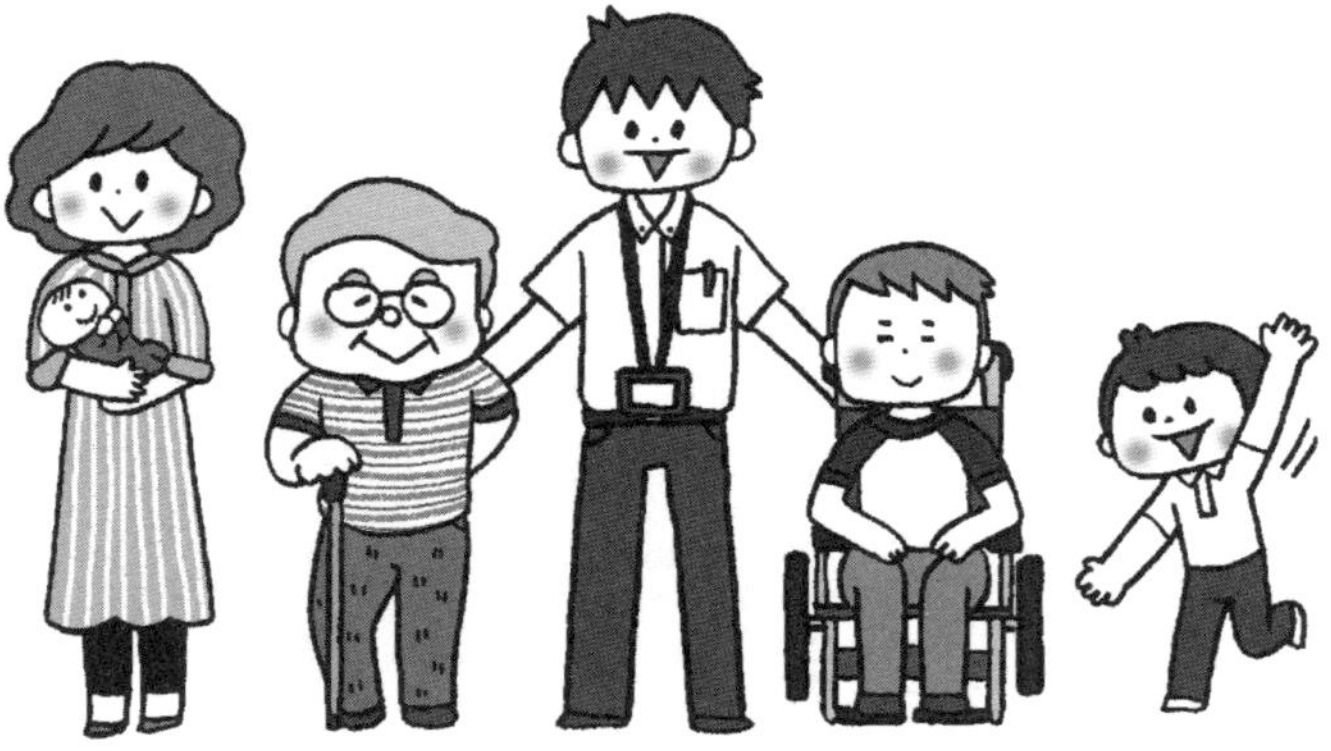

題の解決には、地域の人びとや、医療《いりょう》、福祉《ふくし》等さまざまな職種と連携《れんけい》・協力して取り組む必要があります。そのマネジメントについても学んでいきます。

また、健康危機管理として災害時や感染症《しょう》集団発生時の保健活動についても学びます。

さらに、産業保健や学校保健、それぞれの場における健康課題や保健活動の展開方法について基本的な考え方を学びます。

疫学《えきがく》は、集団の中で発生する健康に関する事象と、それに影響《えいきょう》を与《あた》える要因を分析《ぶんせき》することで健康問題解決への対策を立てていくものです。疫学《えきがく》の概念《がいねん》や調査・分析《ぶんせき》、活用方法について学びます。

保健統計学は、公衆衛生看護を展開するうえで重要です。集団の健康状態や特徴《とくちょう》を保健、医療《いりょう》、福祉《ふくし》等に関する統計データから読み取り、健康問題や課題を発見していきます。保健統計に関する基本的な考え方を理解し、パソコンによる情報処理技術も学びます。

疫学《えきがく》・保健統計学はともに地域全体の健康状態を分析《ぶんせき》し予測していくために不可欠な科目になり、新しいカリキュラムでも強化されています。

保健医療福祉《いりょうふくし》行政論では、人びとの健康や暮《く》らしを支えるための、保健医療福祉《いりょうふくし》の仕組みがどのように構築されているのか理解し、健康問題解決のため専門職間の連携《れんけい》や人びとを支える保健医療福祉施策《いりょうふくししさく》の計画、実施《じっし》、評価について具体的に学んでいきます。

臨地実習は、保健師が活動している施設《しせつ》の中で、保健師の活動を体験します。実習の場は主に、保健所や市町村保健センターですが、それ以外にも事業所（企業《きぎょう》）、地域包括支《ほうかつし》援《えん》センター等があります。講義や演習で学んできたことを、実際に体験しながら理解を深めていきます。保健所・市町村保健センターでは、家庭訪問や健康教育、乳幼児健診《けんしん》、認知症《しょう》予防教室、精神障がい者の集い等、保健師の活動に参加し、その活動のねらいや対象者の健康問題解決の方法、保健師の役割について理解していきます。さまざまな活動に参加することで、直接その地域の住民に出会うことができます。たとえば子育て中の人、障がいがあったり、病気をかかえながら生活する人、認知症《しょう》の家族を介護《かいご》する人等です。地域のキーパーソンである民生委員、保健活動推進員、自治会長等に出会ったり、子育てを支える機関（子育て支援《しえん》センター、子育てひろば等）や高齢《こうれい》者の集う場（老人憩《いこい》の家、コミュニティカフェ等）に参加したり、地域住民が子育てや認知症《しょう》の人を応援《おうえん》する活動等に参加することができます。地域の中にはどのような人が暮《く》らし、どのような健康問題があり、解決するための取り組みがどのように展開されているのかを実感できます。

## 授業の形態

学習の形態は、講義、演習、実習の三つがあります。講義は主に座学になりますが、演習は、小グループでさまざまなテーマについて学生間のディスカッションを行ったり、赤ちゃんの体重や身長を測る等、ケア技術を学ぶためにモデルで練習をしたり、学生同士で面接場面をロール・プレイングしたりします。講義・演習・実習は別々の体験ではなく、相互《そうご》に関連しながら学習を深めていくという関係があります。

4年次には、学習の総まとめとして統合(総合)科目や卒業研究があります。今までの学習全体をふり返り、自分自身の関心をさらに深めたり、実践《じっせん》的に応用していく科目になります。公衆衛生看護とは何か、保健師の役割と存在意義等をあらためて考える機会となります。

(標　美奈子)

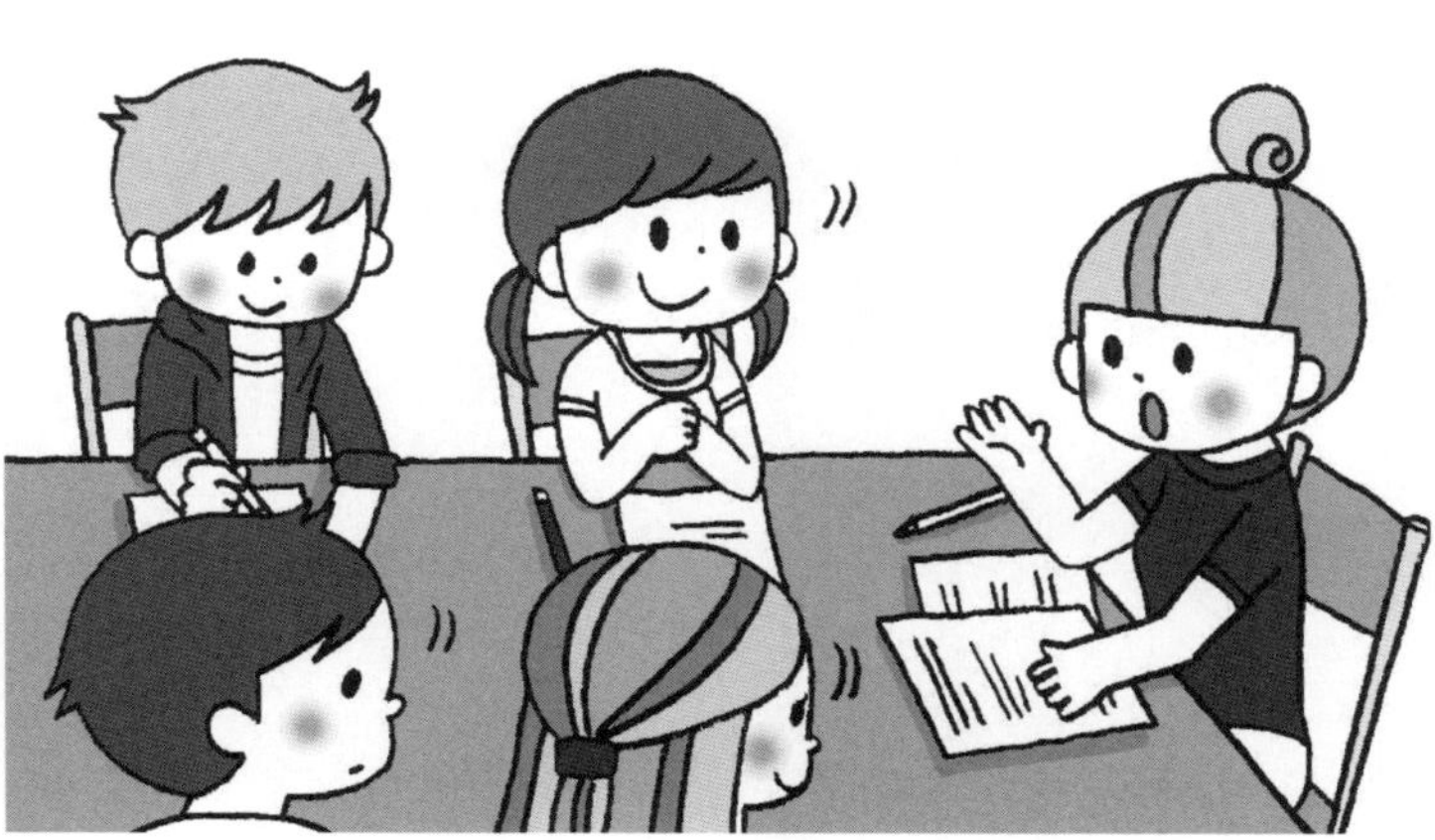

ミニドキュメント 3 保健師めざして勉強中！

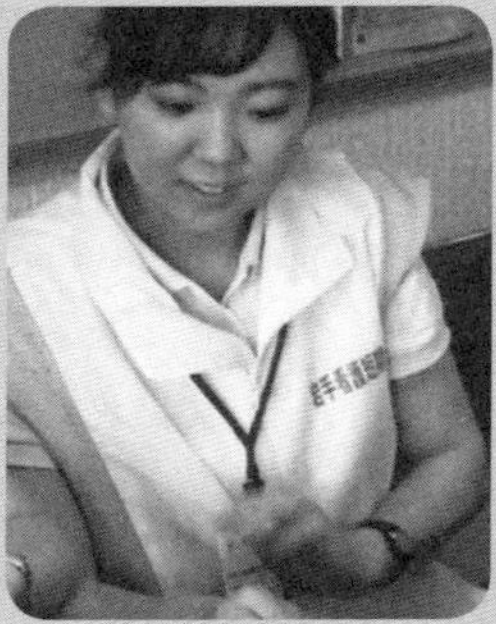

寄稿者提供（以下同）

# 身近な存在として信頼される保健師をめざして

岩手《いわて》看護《かんご》短期《たんき》大学《だいがく》専攻科《せんこうか》
寺嶋《てらじま》えりかさん

## 保健師という存在

　私が保健師の存在を知ったきっかけは、母です。小さい時から、保健師として働く母の姿を見てきました。母は、徘徊《はいかい》をする認知症《しょう》の方を夜中に探しに行ったり、近所のスーパーで買い物中に住民の方から声をかけられ相談にのったりしていました。私にとって、保健師は住民にとても身近な存在であり、とにかく忙《いそが》しい職業という印象でした。

　高校を卒業した私は、看護大学へ入学し、4年間看護を学び看護師資格取得へと進みました。看護の勉強や実習をしていく中で、患《かん》者《じゃ》さんが病気になることをなぜ防げなかったのか、また、退院後の患者《かんじゃ》さんの生活はどうなるのか、について不安を抱《いだ》くできごとがありました。

看護大学の3年生の時に、大腸ガンの患者《かんじゃ》さんを受けもった時のことです。治療《ちりょう》が終了《しゅうりょう》し、患者《かんじゃ》さん本人は、自宅に戻《もど》り、自分の住み慣れた地域で生活したいと言っていました。しかし、一人暮《ひとりぐ》らしで日常生活に介助《かいじょ》が必要であるため、医師からは転院を告げられました。また、遠くに住んでいる患者《かんじゃ》さんの子どもさんも、病院のほうが安心できるということで、転院が決まりました。その日、患者《かんじゃ》さんが病院の医《い》療《りょう》連《れん》携《けい》室の保健師と今後の話をしている姿を見ました。患者《かんじゃ》さんは、自宅に帰りたいと涙《なみだ》を流しながら保健師に話していました。

私は、生活に必要な社会資源や利用できるサービス等、退院後の患者《かんじゃ》さんの生活について考えていなかったと気がつきました。患者《かんじゃ》さんの退院後の支援《しえん》が、いかに大切かということを学びました。

健康な人はもちろん、病気の人や障がいのある人等、地域のあらゆる人びとの健康を守るために活動しているのは、保健師です。保健師の活動は、住民の健康を守り、地域の活性化にもつながります。

それが保健師の魅力《みりょく》であり、住民から信頼《しんらい》される、そんな保健師になりたいと思いました。看護大学では保健師課程は選択《せんたく》制であったため、当時は選択《せんたく》せず看護師資格だけを取得しました。私は卒業後、保健師国家試験受験資格の取れる岩手看護短期大学専攻《せんこう》科地域看護学専攻《せんこう》に入学しました。

## 実習から学んだこと

現在、私は岩手看護短期大学で、1年間、

保健師になるための勉強をしています。保健師に必要な知識・技術・価値観を身につけることは、想像以上に難しく、過酷《かこく》なものでした。入学してからは、住民がどのような生活をしているのかを知るため、地区踏査《とうさ》や地域診断《しんだん》の大切さ、家庭訪問の大切さを学びました。保健師活動は、「アリの目、鳥の目」と言うように、個人を見て、地域全体を見て、健康づくりに必要なことを事業として取り上げていくことが重要だと学びました。

専攻《せんこう》科の実習は、住民に密着した内容です。家庭訪問実習では、母子と高齢《こうれい》者の家庭に計4回訪問します。また、管理論実習では、ひとつの地区を担当して、健康相談や健康教育等の催《もよお》しを行いながら1年間実習していきます。これらの実習のために学内演習をします。学内演習は、授業前の朝の時間を利用しての

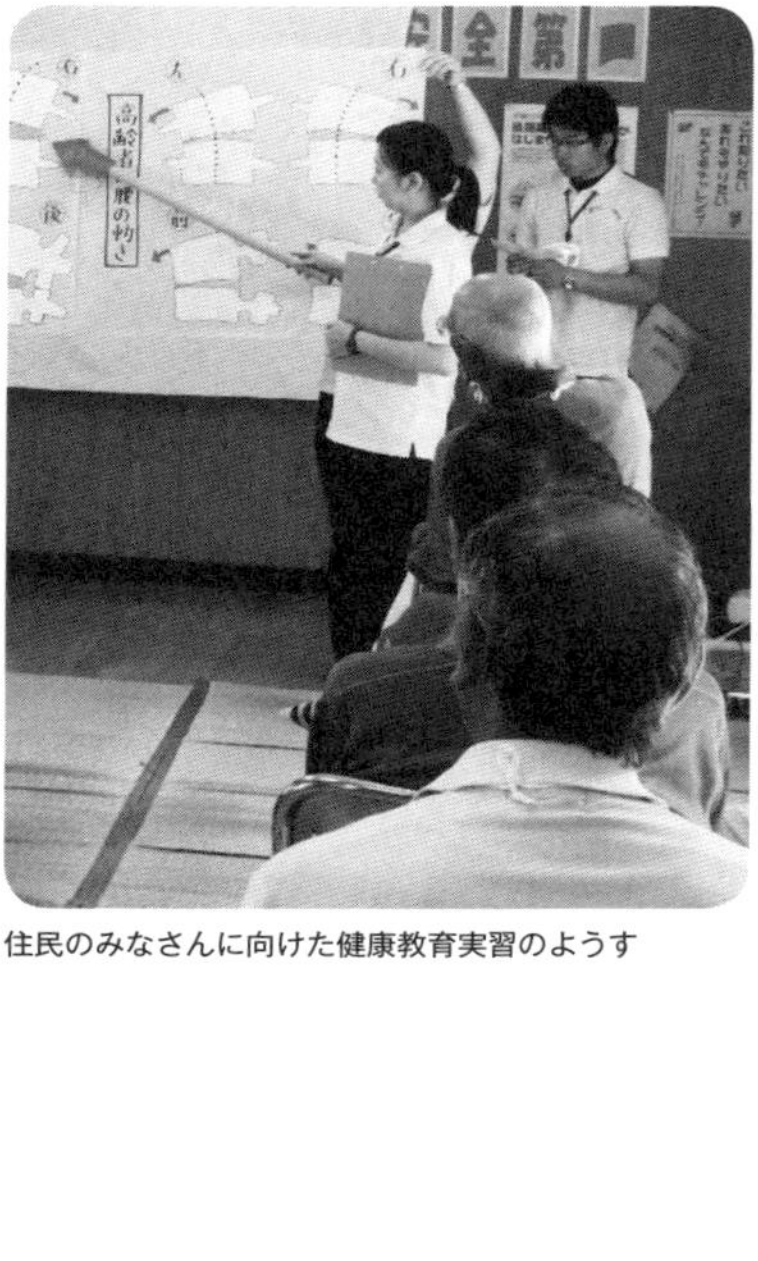
住民のみなさんに向けた健康教育実習のようす

朝練から始まります。朝練では家庭訪問で使う手作りパンフレットで保健指導の練習をします。午前中に90分の授業を2コマ受け、そして昼休みの時間に昼練も行い、午後に、また2コマの授業を受け、夜遅《おそ》くまでひき続き演習、という日々が続きます。学内演習が多い時は、授業の合間にも、先生に住民に向けたイベントで行う健康教育や健康相談の指導

案や、配布するパンフレットについての指導を受けたり。保健師になるための1年間が、こんなに忙《いそが》しいとは思ってもいませんでした。しかし、実習のための準備を一生懸命《いっしょうけんめい》し、健康教育や健康相談を行ったり、家庭訪問に行ったりすると、住民の方々は私たち学生をよろこんで迎《むか》えてくれます。その姿に、さらにがんばろうとはげまされます。

## 住民に支えられて

専攻科《せんこう》の実習は、常に住民に支えられて行われています。特に、管理論実習では、それを強く感じます。管理論実習とは、8人の学生が1年間、ひとつの地区を担当し、先輩方《せんぱい》が前年度に作成した健康づくり事業計画に基づいて、地域の住民に向けて健康教育や健康相談を行うものです。また、地区の祭りや自治会の行事にも参加し、歌って踊《おど》れる保健師をめざして実習しています。住民の方々も、顔を覚えてくれて、地区を歩いていると声をかけられることもあります。健康教育や健康相談では、学生に会うのを楽しみに参加してくれる人もいます。住民のみなさんから多くのことを学んでいます。12月には実習の報告会をします。自治会の方々や市役所の保健師に参加してもらい、今年の実習内容を評価し、次年度の学生の健康づくり事業計画を議会方式で討論し、決定していきます。

実習を通して、保健師は、いつも住民の方々に支えられ仕事をしていると実感できます。専攻科《せんこう》の1年間で学んできたことを活かし、住民が健康でいきいきとした生活を送ることができるような地域づくりをめざし、住民から信頼《しんらい》される保健師になりたいです。

# 国家試験で資格を取得し職場の採用試験を受ける

## 資格取得の方法

保健師になるには、看護師の免許《めんきょ》取得が前提になります。

4年制の看護大学や、一部の看護専門学校では、卒業と同時に「看護師」と「保健師」両方の受験資格が同時に得られるカリキュラムを用意しているところがあります。そのような学校を卒業して保健師の国家試験に合格していても、看護師国家試験が不合格であれば、保健師免許《めんきょ》は得られません。保健師国家試験は年に1回実施《じっし》されており、合格率は80～90％程度となっています。保健師の国家試験に合格し、「保健師国家免許《めんきょ》」が得られると「衛生管理者申請《しんせい》資格」「養護教諭二種免許申請《めんきょしんせい》資格（文部科学《もんぶかがく》省で定める4科目8単位を取得し都道府県教育委員会に申請《しんせい》する）」を取得することができます。

## 採用試験

保健師の国家資格を取得して働く場合は、大きく分けて都道府県・市町村等の「行政機関（行政保健師）」と「産業保健師」の仕事があります。「行政保健師」は、保健所や市町村で地域の人びとの健康管理をして、病気の予防や、健康維持《いじ》や健康増進のための活動を行います。「産業保健師」は、会社で働いている従業員とその家族の人びとの健康管理を行います。

採用試験は、希望する職場によって違《ちが》います。「行政保健師」は、保健所や市町村で働きますので、採用試験は1次試験（筆記試験）と1次合格者に行う2次試験（面接試験）があります。1次試験として行われる筆記試験は、就職を希望する市町村によっても違《ちが》いがありますが、公務員試験

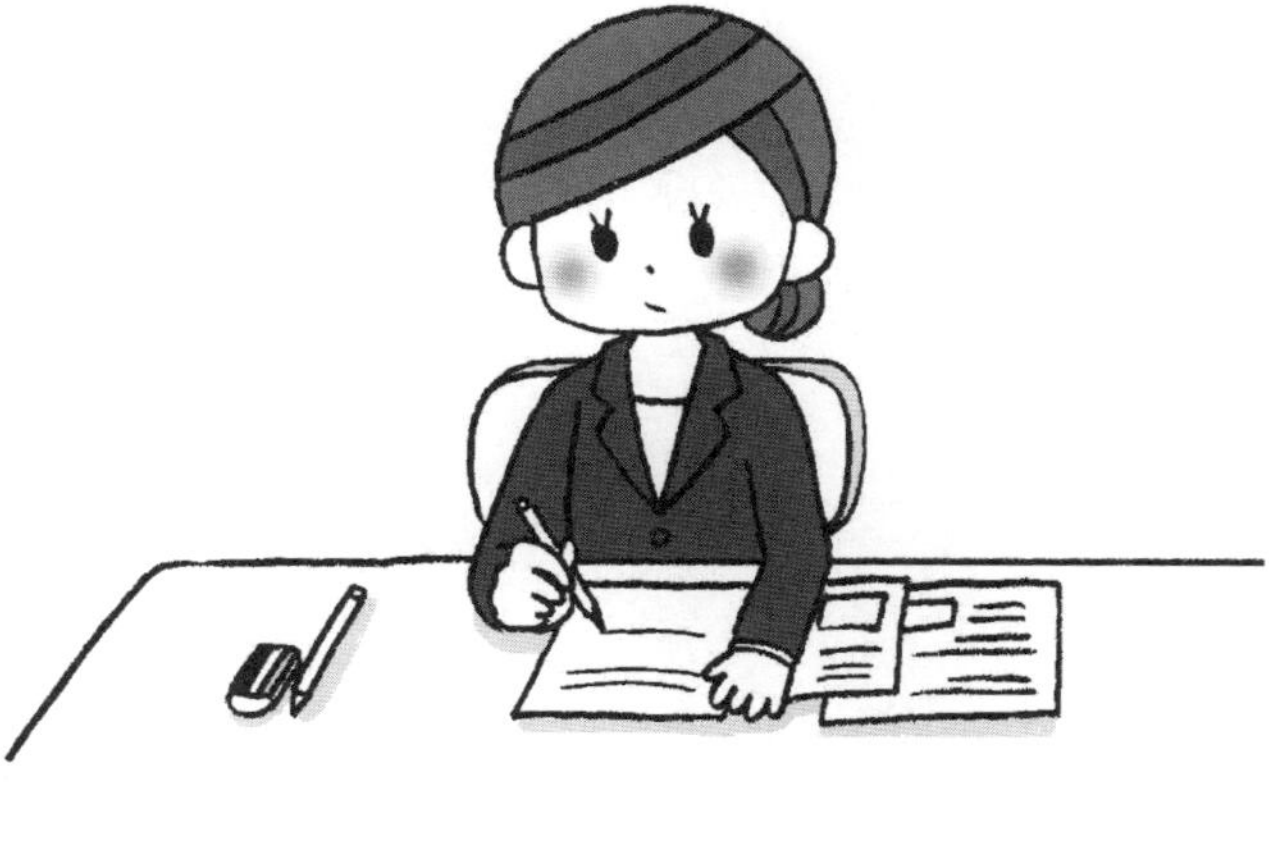

の（上級・中級）試験を受けます。その他にも保健師の専門試験、小論文試験があります。1次試験合格者には、2次試験として面接試験があります。面接試験も、個別面接のほかに集団面接を行う場合もあります。面接試験は1回でなく2回実施《じっし》する場合もありますので採用試験要項《ようこう》を参考に採用試験受験の2年前から準備して臨みましょう。採用試験は5月スタートのところもあります。早めの準備が必要です。「産業保健師」は、採用試験は会社によって違《ちが》いますが、6月ごろのスタートになります。早めの準備が必要です。

## 保健師の就業状況《じょうきょう》

全国で働いている保健師数の推移をデータで見てみると、保健師の人数は年々増加しつつあります。2018年時点での保健師の人数は5万2955人となっています（図表3）。

全国で働いている保健師数を年齢《ねんれい》別に見てみると、30代、40代が多くなっています（図表4）。

つぎに雇用《こよう》形態別に見てみると、全国で働いている保健師の雇用《こよう》形態は、正規職員82・5％、非常勤職員17・2％、派遣《はけん》0・3％となっています（図表5）。

では、男性の保健師はどれくらいいるのでしょうか。日本では、保健師は女性の仕事と

## 図表3 保健師数の推移

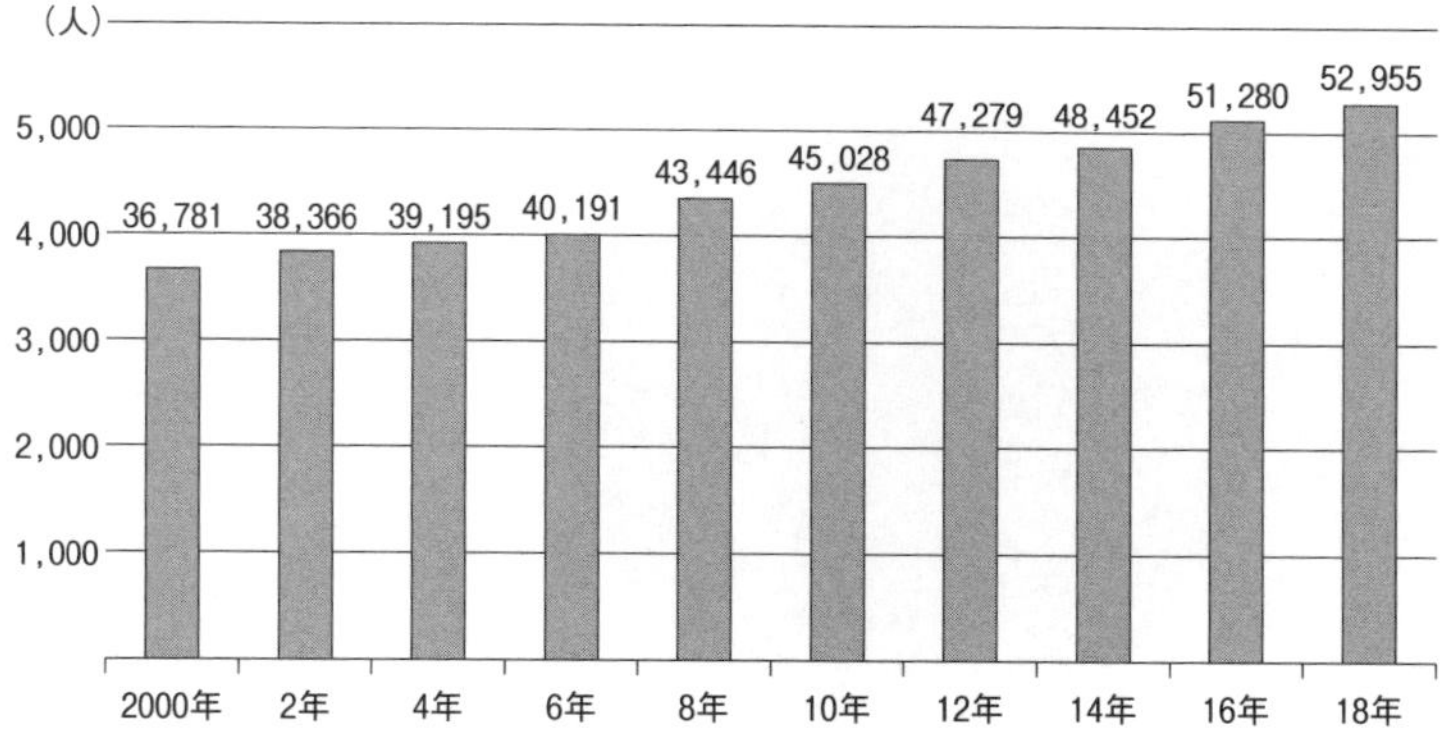


出典：厚生労働省「衛生行政報告例」2018年より（図表3、4、5すべて）

## 図表4 年齢別の保健師数

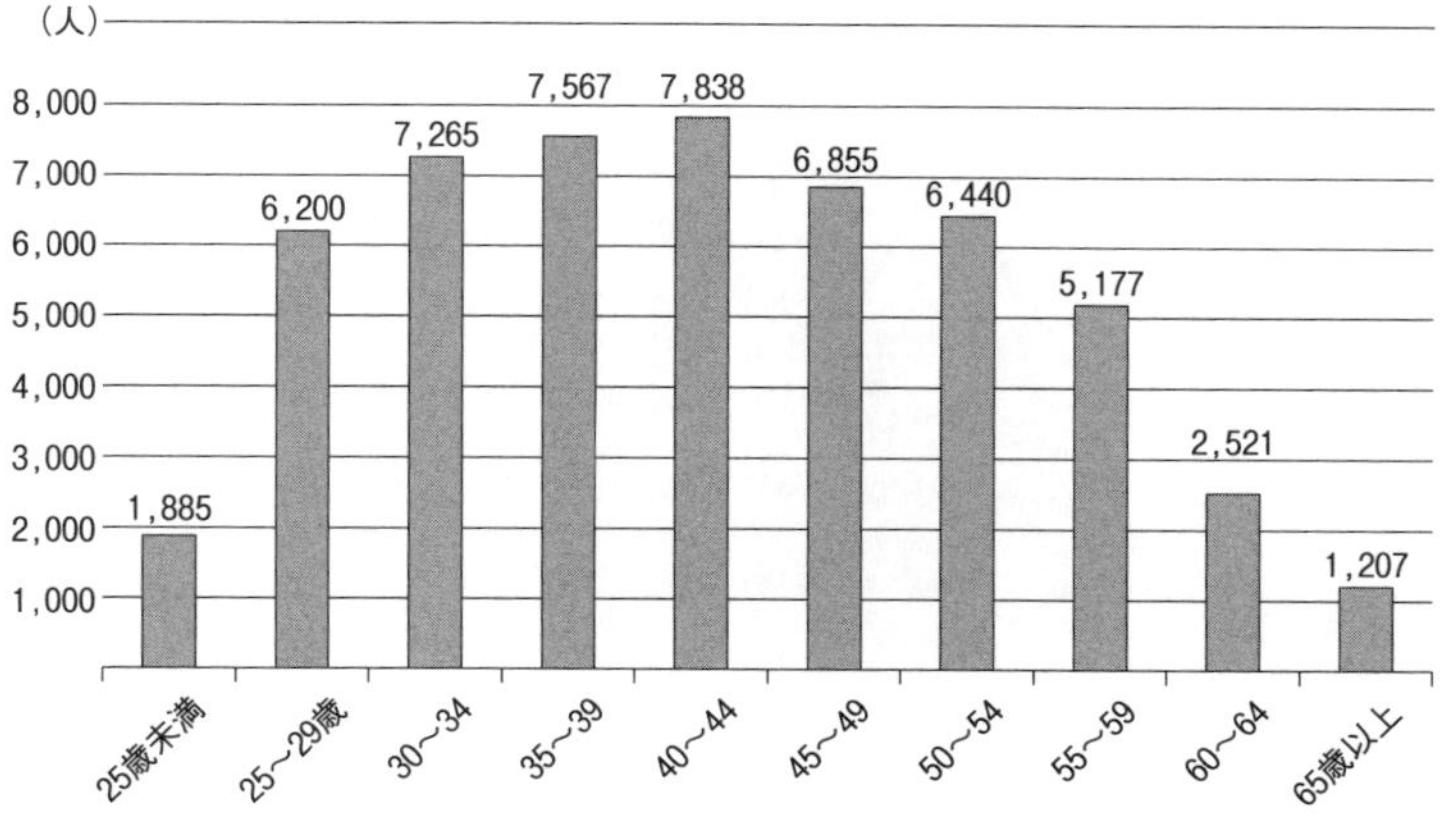

**図表５ 保健師の雇用形態**

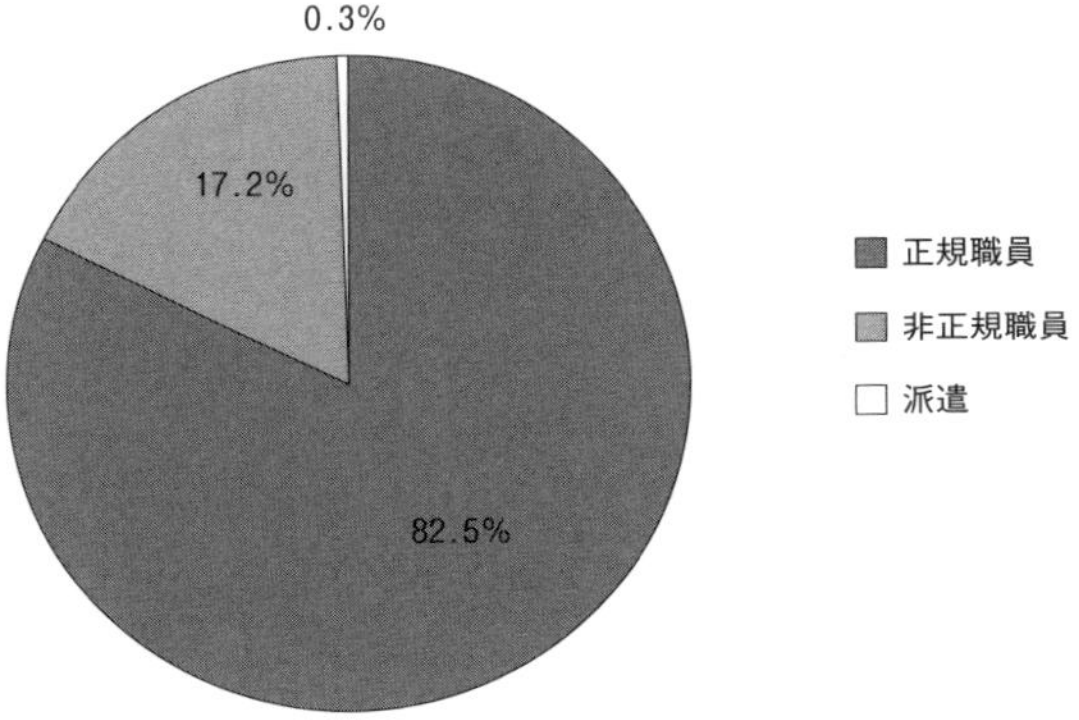


してスタートしましたが、１９９３年の法律の改正で男性の「保健士」が誕生《たんじょう》しました。男性保健師の人数はまだまだ少ないのが実情です。２０１８年末時点の厚生労働省のデータによれば、保健師の総数が５万２９５５人であるうち、男性の数はわずか１３５２人（約２・６％）と男性保健師の数は少ないことがわかります。しかし、保健師の仕事は、男女関係なくできるものです。これから保健師をめざす男性にも活躍《かつやく》してほしいと思っています。

（鈴木るり子）

# フローチャート　保健師

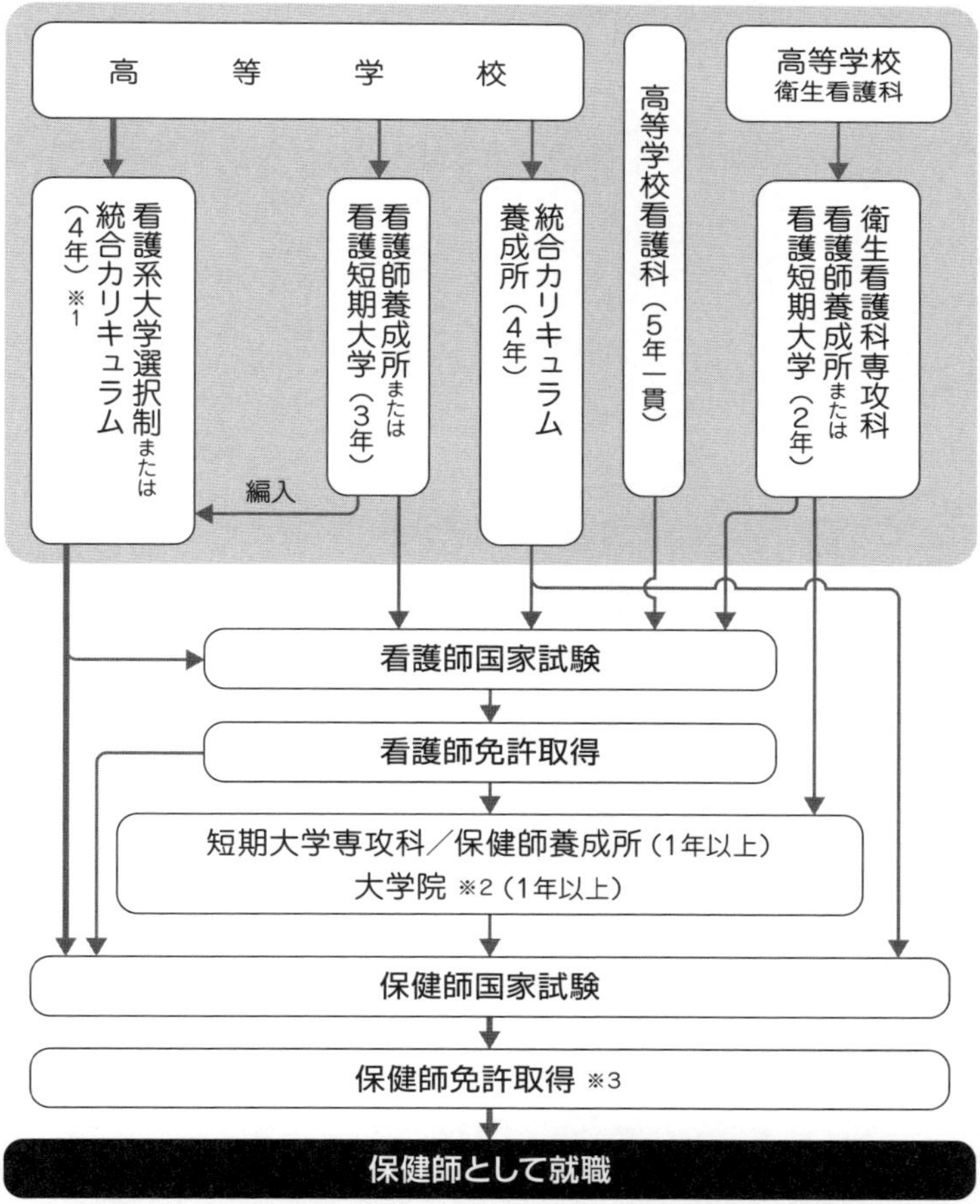


※1　看護系大学では、4年間の教育の中で保健師と助産師の養成コースがあり、選択した場合は、看護師に加えて保健師または助産師の国家試験受験資格を得ることができる。大学によっては必要課程を修了することにより、看護師と保健師の受験資格を得ることも可能。
※2　2011年度より、大学院での保健師養成が開始された。
※3　2007年4月より、看護師の国家試験に合格していなければ、保健師免許は得られない。

# 3章

# 養護教諭の世界

養護教諭とはなんだろう

# 学校での子どもたちの健やかな成長と発達をめざす専門家として

## 保健室にいる先生

養護教諭《きょうゆ》は、保健室の先生、養護の先生とよばれ、主に学校の保健室で仕事をしています。保健室は、学校教育法施行《しこう》規則によって、校庭や図書室等と同様に、「その学校の目的を実現するために必要」な施設《しせつ》のひとつとして位置づけられています。子どもたちは、養護教諭を学級担任や教科担任の先生（教員）とは異なる立場にいる先生として見ています。体調が悪い時やけがをした時だけでなく、友だちとけんかをした、担任の先生や家族の誰《だれ》にも言えない思いや不満がある、といった時等、いろいろな悩《なや》みをかかえて保健室を訪れます。また、保護者や教員が子どもの相談のために訪れることもあります。

養護教諭がこのような今日の姿になるまでには、「学校看護婦」、「養護訓導」という職名を経てきています。その歴史から、成り立ちを紹介《しょうかい》しましょう。

## 「学校看護婦」から養護教諭へ

### ●「学校看護婦」の誕生《たんじょう》

子どもが学校生活をすることで病気にならないように、あるいは病気によって学業に支障がないようにするために、学校に校医を配置するようになったのは、1898（明治31）年のことでした。そのころは、感染症《しょう》の流行があったり、虚弱《きょじゃく》体質の子どもが多くいて、学校医は学校の医務室で子どもの手当てをしたり、教職員に保健面での指導・監督《かんとく》をしていました。感染症《しょう》のなかでも目の感染症《しょう》であるトラホーム（現在はトラコーマ）は、感染力が強く、放置しておくと失明してしまう恐《おそ》れがあり、毎日、点眼等の手当てをしなければなりません。校医一人では対応が難しい状況《じょうきょう》にありました。そのような中、1905年、岐阜《ぎふ》県の二つの小学校に、子どもたちの洗眼・点眼のために「看護婦」（現在は看護師）が雇《やと》い入れられました。これがわが国における「学校看護婦」の発足とみられています。この「看護婦」たちは子どもたちの手当てにはげみ、その結果、感染率が大きく低下しました。その働きは学校長や学校医、保護者に認められ、その後「学校看護婦」として公費により継続《けいぞく》採用されたのです。

その仕事は、トラホームのほかに身体検査、救急処置、校外行事へのつき添《そ》い等、学校衛生全般《ぜんぱん》にわたっていました。「学校看護婦」が全国のあちこちに配置されるようになると、文部省（現・文部科学省《もんぶかがくしょう》）が1929年、一層養護の徹底《てってい》を図るために「学校看護婦に関する件」を公布しました。「学校看護婦」には、衛生上の知識技能並《なら》びに教育に関する十分な理解が必要であり、「看護婦」資格の上に学校衛生の知識を修得した者を採用するのが望ましいと示されています。

## ●「学校看護婦」から「養護訓導」へ

1941年、国民学校令が出され、「国民学校には（中略）養護訓導を置く」、「養護訓導は学校長の命を承《う》け児童の養護を掌《つかさど》る」と規定されました。「学校看護婦」は「養護訓導」と改称《かいしょう》され、念願の教育職員の一員になったのでした。また、養護訓導は女子であり、養護訓導免許《めんきょ》状を有するものとされました。今日の免許《めんきょ》状のはじまりともいえます。

## ●養護教諭としての出発

1947年の学校教育法施行《しこう》により、訓導は教諭に、養護訓導は養護教諭に改称《かいしょう》されました。養護教諭の職務は、学校教育法に「児童（生徒）の養護をつかさどる」ことが明示されました。養護教諭は、学校で子どもの健康権や学習権を保障するための学校保健活動の推進役であり、子どもの心身の健康を育成する教育の大事な部分を担っていると言える

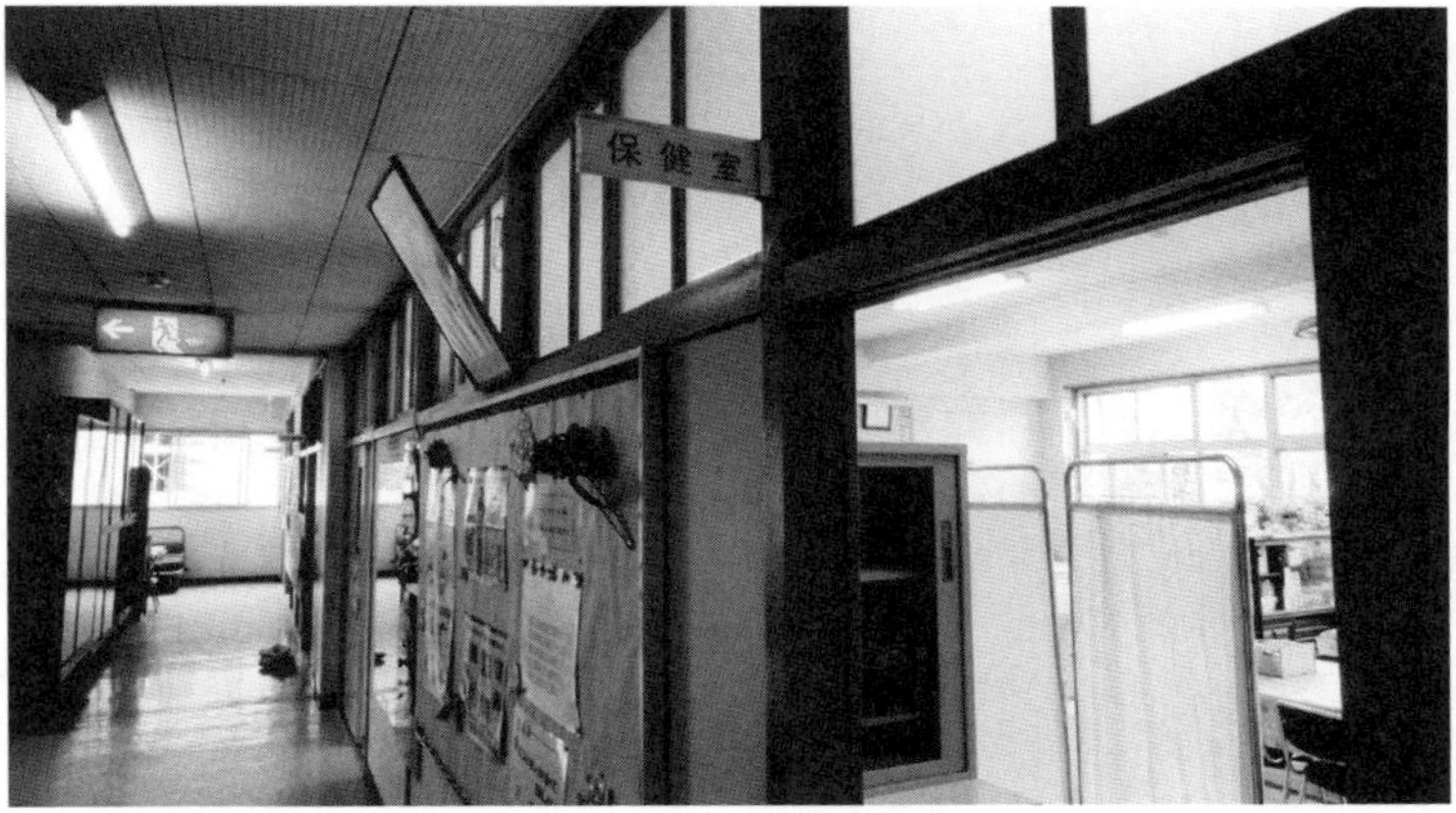


学校の中にある保健室が養護教諭の職場　古谷明子さん提供

でしょう。

## 養護教諭の免許《めんきょ》

　養護教諭の免許については160ページにくわしく紹介《しょうかい》しますが、養護教諭の免許《めんきょ》状を授与《じゅよ》された者は、どの校種（幼稚園《ようちえん》、小学校、中学校、義務教育学校、中等教育学校、高等学校、特別支援《しえん》学校等）においても養護教諭として勤務できることが保証されています。これは、校種により子どものかかえる課題、教職員の体制等、異なるところはあるものの、養護教諭の仕事の本質は校種間では大きな違《ちが》いがないと解釈《かいしゃく》されているからです。

## 養護教諭の役割

　養護教諭の仕事の中身を見ると、近年では生活習慣の乱れ、いじめや不登校等の問題、アレルギー疾患《しっかん》等、さまざまな対応をしています。子どもが示す疾病《しっぺい》・異常や「問題行動」は、子どもが成育する環境《かんきょう》の変化（都市化、少子高齢《こうれい》化、情報化等）によって生じているものであり、ある意味、子どもが成長過程にあって大人のかかわり（養護）を求める「ヘルプサイン」です。いつの時代も、養護の職にある者は、これらの子どもから発信された「ヘルプサイン」に目を向けて、養護という仕事を展開してきました。さらに近年は、震災《しんさい》や豪雨《ごうう》等の自然災害や事件事故等が発生しており、危機管理とそれにともなう子どもの心のケアが重要な課題となっています。

しかし、変わらないのはいつでも子どもの身体症状《しょうじょう》に目を向け、顔色やしぐさ等を観察しながら、いつからその痛みが出てきたのか、思い当たることはないか等のやりとりをし、痛いところに手を当てて痛みの程度を確認しながら身体にかかわること、その身体へのかかわりを通して、心にもふれていくという養護を行っていることです。子どもがどのような状況下に置かれようとも、生き抜《ぬ》いていける力の基となる心と体づくりを、保健教育や保健管理とそれにともなう保健指導、健康相談等を通して行っているのです。くわしくは、このあとに続く各項目、登場されるみなさんのページをご覧ください。

養護教諭は、子どもの健康課題に対応するに当たって、一人で活動をしているのではなく、学校医やスクールカウンセラー、スクールソーシャルワーカー、地域の医療《いりょう》機関、

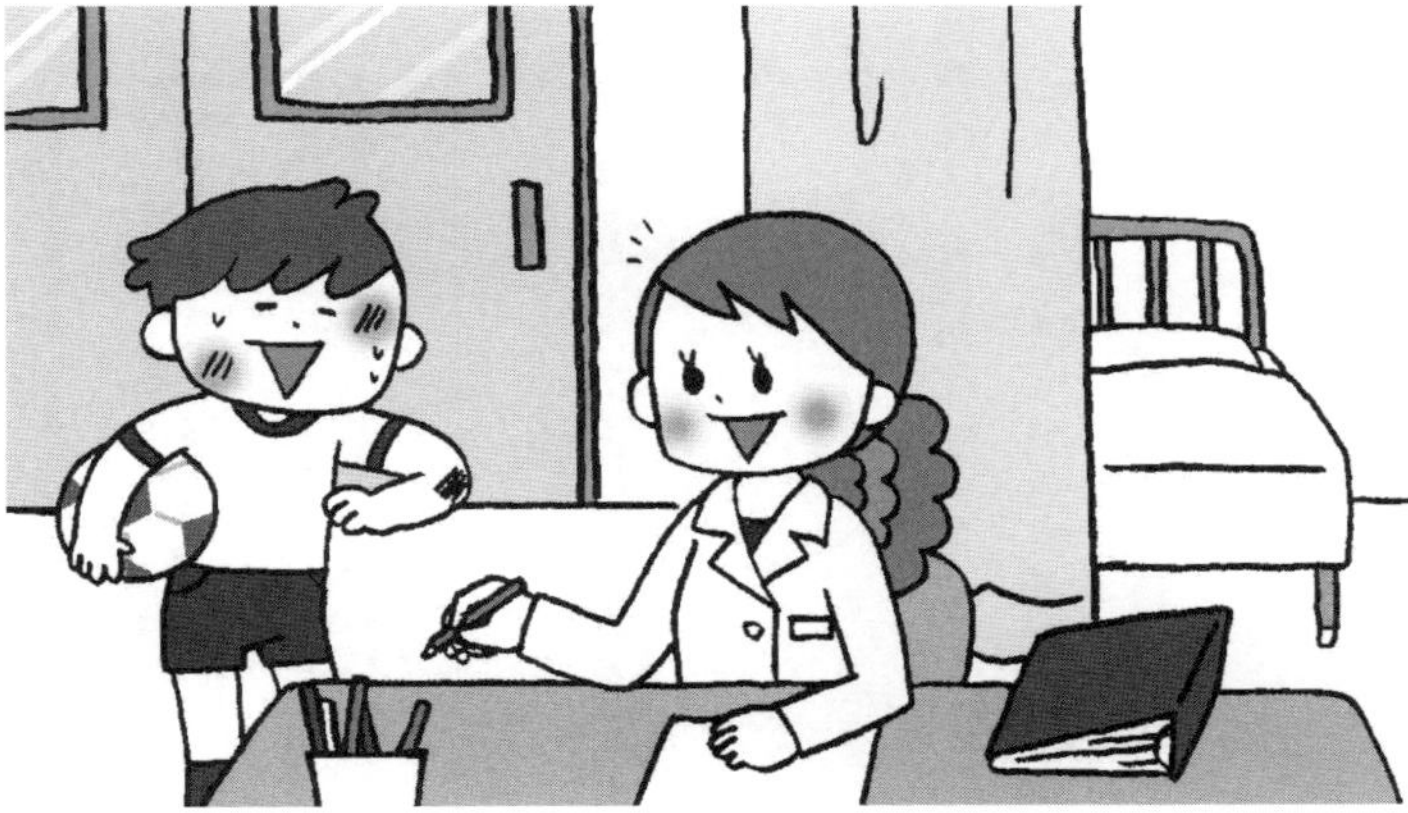

子ども家庭支援《しえん》センター等ともキーパーソンとしてつながり、コーディネーターとしての役割を担い対処しています。校内では基本的には一人職ですが、同職者である、ほかの学校の養護教諭仲間や多様な専門家とのつながりが大切です。

養護教諭は、子どもたちの健やかな成長・発達をめざす専門家として、自分のしてきたこと（養護実践《じっせん》）がよかったかどうかをふり返り（省察）、常に自己評価をしています。子どもをしっかりと見守り、観察していると、子どもの小さな変化に気付き笑顔《えがお》にふれることができます。それが養護教諭にとってのやりがいになっていきます。

（堀篭《ほりかご》ちづ子《こ》）

# 子どもの学習と健康を守るため教育現場で活躍する

養護教諭が担う仕事と職場

## 心身の健康を守る「保健管理」

みなさんは、「養護教諭の仕事」と聞いて、どんなことを思い浮《う》かべますか? おそらく、最初に思い浮《う》かぶのは応急手当てや健康診断《しんだん》でしょう。これらの仕事は「保健管理」と言われています。

応急手当てはけがや病気をこれ以上悪化させないために、また痛みを和らげるために行われますが、養護教諭が行う応急手当てはそれだけではありません。人はけがをしたり、具合が悪かったりすると、体がつらいだけではなく、心配になったり不安になったりします。養護教諭は応急手当てを行いながら、安心させるように声をかけたり、痛む場所をさすったりします。こうすることにより、心の痛みも和らげることができます。また、つぎからけがや病気をしないよう予防する方法を教えたり、同じような症状《しょうじょう》になった時の対処の仕方を教えたりします。

健康診断《しんだん》は子どもたちが学校生活を送るために困るような病気や異常がないかを調べるために行われます。検査・検診《けんしん》は、身長や体重、視力や聴力《ちょうりょく》、心臓や歯等、全部で11項目《こうもく》あります。養護教諭はまず実施《じっし》計画を立て、学校医や学校歯科医と打ち合わせを行う等、事前準備を念入りに行います。また、当日は健康診断《しんだん》がスムーズに行われるよう担任に指示を出したり、養護教諭みずから検診《けんしん》の補助や記録を行ったりします。健康診断《しんだん》後は、治《ち》療《りょう》が必要な人に渡《わた》す保健便りを作成したり、検診《けんしん》結果の統計をまとめたりします。健康診《しん》断《だん》は6月末までに行わなければならないので、養護教諭にとって4月から6月のあいだは1年間でもっとも忙《いそが》しい時期となります。

このほかの保健管理としては、学校環境《かんきょう》衛生があります。子どもたちが勉強に集中できるよう、また、清潔で安全な学校生活を送ることができるよう、養護教諭は大掃除《おおそうじ》を計画したり、学校薬剤師《やくざいし》とともに教室の空気やプールの水質等の検査を行います。

また、養護教諭は日常の健康観察結果や欠席状況《じょうきょう》をまとめ、インフルエンザ等の感染症《しょう》流行の情報をいち早くキャッチします。流行の兆《きざ》しがあれば、すぐに手洗いやうがいを呼びかける等、感染症《しょう》が蔓延《まんえん》しないような策を講じます。このような感染症《しょう》予防も

「保健管理」に含《ふく》まれています。

## 自分の健康を守るための力を育てる「保健教育」

「保健管理」と同じくらい重要な仕事に「保健教育」があります。さまざまな情報があふれる現在ですが、学校では、自分の体にとって良い行動を選択《せんたく》する、いわゆる「自分の健康は自分で守る」力を子どもたちに身につけさせる必要があります。養護教諭は体の発育・発達や心身の健康に関する専門家なので、時には学級に入って教科担任といっしょに授業をしたり、それらの内容についての保健便りや掲示物を作ったりします。また、学校によっては地域の専門家（「歯や口の健康」ならば学校歯科医、「薬物乱用防止」ならば学校薬剤師《やくざいし》や警察署職員等）を学校に招いて、講演会を実施《じっし》することもあります。

このように集団を対象とした保健教育のほか、保健室に来た子どものようすから必要な知識をその場で教える個別的な保健指導もあります。

## 心身の悩《なや》みに寄《よ》り添《そ》う「健康相談」

養護教諭がふだん仕事をしている保健室は「保健管理」や「保健教育」等を行うために必要な場所ですが、その他にも心が疲《つか》れた子どもがホッとできる場所、心を落ち着かせる場所としても利用されます。子どもが安心して自分の悩《なや》みを相談できる保健室の雰囲気《ふんいき》づくりをするのも養護教諭の役目です。

しかしながら、悩《なや》みがある子どもが最初から「相談したい」と言って保健室を訪れる場合は少なく、多くの場合は最初に体調不良を訴《うった》えてきます。なぜなら、心が疲《つか》れていると体も不調になるからです。はっきりした原因がなく何回も体調不良を訴《うった》えて来室する場合、養護教諭はその原因を探るために、その子どもの体温や脈拍等を測るとともに、その症《しょう》状《じょう》が始まった時期や具体的な症状《しょうじょう》等、細かく問診《もんしん》をします。さらに、睡眠《すいみん》時間や食事のようす等、生活状況《じょうきょう》についても確認します。しかしながら、保健室でのようすや本人の訴《うった》えだけでは、その本質に迫《せま》れない場合があります。そういう場合は、ふだん多くの時間を子どもと接している保護者や担任から、家庭でのようすや教室でのようすを聞き取ることで、その子がかかえている問題があきらかになる場合があります。時には重大な問題（いじめや虐待《ぎゃくたい》等）が見つかることもあり、養護教諭はこうした問題を早期発見できる立場でもあるのです。

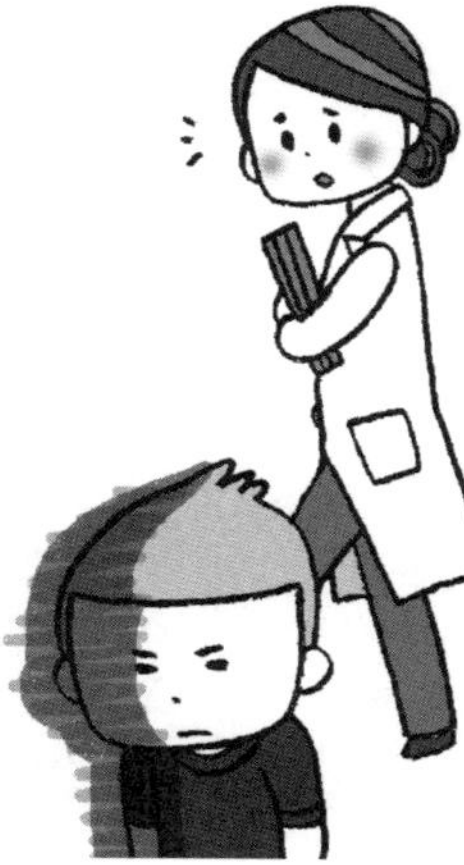

養護教諭だけでは解決するのが難しい問題の場合は、学校の関係者が集まり、支援《しえん》方法について話し合って役割分担をしながら解決に向けて取り組みます。時には、児童相談所や医療《いりょう》機関等と連携《れんけい》を取りながら解決策を練ることもあります。こうした子どもの心身の悩《なや》みに対応する仕事は「健康相談」と言われています。

## 養護教諭の職場

養護教諭の職場は、幼稚園《ようちえん》・小学校・中学校・高等学校・特別支援《しえん》学校等があります。どの学校でも、前述した「保健管理」「保健教育」「健康相談」は中心的な仕事となります。ただし、重点的に行うべきものは、それぞれの校種によって特色があります。

保健教育を例にとると、小学校では、「早寝《はやね》・早起き」「歯みがき」「手洗い」等、基本的な生活習慣を身につけさせることが保健教育の中心テーマになります。

中学生になると、タバコやお酒に興味をもったり、仲間意識が強まったりすることから、喫煙《きつえん》・飲酒をしてしまうことがあります。このような危険行動を事前に防ぐために、中学校では体におよぼす害等、正しい知識を科学的に説明するほか、誘《さそ》われた時の上手な断り方について具体的に考えさせる学習を取り入れたりします。

高等学校では、卒業後すぐに社会に出て働いたり、一人暮《ひとりぐ》らしを始めたりする人も多いことから、「妊娠《にんしん》や出産」「薬物乱用」等、自分の将来や社会的課題にも目を向けた内容を取り入れたりします。

特別支援《しえん》学校では、障がいの特性や子どもの発達状況《じょうきょう》が多様なので、その子どもに応じた学習内容を考えて、健康教育を進めていく必要があります。そのさい、手で触《さわ》ったり音が鳴ったりする、いわゆる五感を活かした教材等を取り入れると効果的です。

このように保健教育は校種ごとに子どもの発育・発達段階に応じた内容で行われます。

養護教諭の仕事は看護師と似ているところがありますが、養護教諭は医療《いりょう》職ではなく、学校という職場で働く教員の一人です。常に「教育的配慮《はいりょ》」のもとに、「保健管理」も「保健教育」も「健康相談」も行われています。

保健室は単に休養したりけがの手当てをしたりする場ではありません。保健室に来た子どもと養護教諭のあいだでくり広げられるやりとりが、その子の心の栄養となり、元気に教室に戻《もど》って友だちといっしょに遊んだり勉強をしたりするための力となるのです。

常に子どもの「学習権」「健康権」を保障し、心身ともに健康で豊かな生活を送ることができる大人に育てる、それが養護教諭の仕事であり使命でもあります。

（岩手《いわて》県《けん》教育委員会《きょういくいいんかい》事務局スポーツ健康課　高橋雅恵《たかはしまさえ》）

養護教諭の一年間

# 入学から卒業まで、子どもたちの定期健康診断や保健教育を担う

## 養護教諭の一年間を見てみよう

養護教諭は学校という組織の中で、子どもたちのためにどのような仕事を担っているのでしょうか。一年間の仕事の流れに即《そく》して、ある高校を例に見てみましょう。

養護教諭は保健室に常駐《じょうちゅう》し、子どもたちの心身の健康の保持増進のために保健管理、保健教育等を行っています。学校では、整った学校運営を進めるために、校務分掌《ぶんしょう》として、職員同士で仕事を分担しています。学校によって分担は異なりますが、総務部、教務部、生徒指導部、保健部等があります。

たとえば、1年生はクラスごとに授業を受けますが、2年生からは教科を選択《せんたく》して授業を受けますので、受ける授業は個人個人で異なってきます。高等学校は、普通《ふつう》高校や実業

高校（工業高校や商業高校等）、定時制や通信制の高校等、学校によってカリキュラムや生徒の進路意識（進学や就職等）等が違《ちが》いますが、養護教諭として、どの学校においても主軸《しゅじく》となるのは子どもたちの心身の健康です。学校の特色をしっかりとらえ、生徒対応を含《ふく》め職務を遂行《すいこう》していく必要があります。

## 春、新年度のスタート

4月は年度はじめの職員会議や始業式・新任式、入学式から始まります。登校時間になり校舎内に子どもたちの声が響《ひび》き渡《わた》ると、学校が活気づきます。

養護教諭は、新年度最初の職員会議で定期健康診断《しんだん》の日程や学校保健計画等、保健部関連の資料を提示します。早々に子どもたちの保健調査から、アレルギーや既往歴《きおうれき》等、観察が必要な生徒の一覧《いちらん》を作成し、教職員に提示し共通理解を図り、保健管理を行っていきます。また、発達障がい等、特性のある子どもも入学していますので、支援《しえん》が必要な場合は子どもたち個々の特性をとらえ対応していきます。

定期健康診断《しんだん》は、身体計測から始まり、内科検診《けんしん》や眼科検診《けんしん》、耳鼻咽喉《いんこう》科検診《けんしん》、歯科検《けん》診《しん》、心臓検診《けんしん》等が6月まで行われます。検診《けんしん》ごとに、日時・対象・順序・注意事項《じこう》等を記《き》載《さい》した実施要項《じっしようこう》を作成し、起案・決裁のうえ、教職員に提示し、健康診断《しんだん》を実施《じっし》していきます。検診《けんしん》が終わると、記録の整理や治療勧告《ちりょうかんこく》等、事後措置《そち》を行っていきます。

定期健康診断《しんだん》が終わる6月に期末試験が行われます。新入生にとってははじめての試験になりますので、緊張《きんちょう》等で体調を崩《くず》す子どももいます。試験が終わると、スポーツ大会が行われ、子どもたちはクラスごとにまとまり優勝をめざして汗《あせ》を流します。事前にけがの防止等について保健便りを配布し指導を行い、当日は救護コーナーを設置して保健委員と救護活動を行います。7月に入ると三者面談が行われ、保健部として健康面の資料を作成し、配付します。夏休み前は、高校野球選抜《せんばつ》の応援《おうえん》があり、学校が野球一色になります。気温の高い中応援《おうえん》をするため、熱中症《しょう》等で体調を崩《くず》さないよう事前指導を行います。

## 夏から秋にかけては生活習慣の乱れに注意

新年度が始まり1カ月経ったころから子どもたちは学校生活に慣れ、心身の疲《つか》れが出てきます。特に夏から秋にかけ、生活習慣の乱れや対人関係（友人や異性）のトラブル、学校・家庭環境《かんきょう》のストレス等で体調を崩《くず》す子どもが多く見られます。また、友人との親密度や対人関係も変化してくるころであり、なかには過呼吸やリストカット等で自己抑制《よくせい》している子もみられます。養護教諭は、子どもたちの心身の変化に気を配り、日々の健康観察やコミュニケーションを大切にしていきます。担任や相談支援《しえん》部、スクールカウンセラー、スクールソーシャルワーカー等とも連携《れんけい》して、子どもたちへの対応を行っていきます。

秋は、3年生は進路決定に向け慌《あわ》ただしくなります。一方で文化祭もあり、子どもたちは準備に一生懸命《いっしょうけんめい》取り組み、いつもと違《ちが》ういきいきとした表情が見られます。文化祭が終わると2年生は修学旅行に向け準備が始まります。子どもたちが健康な状態で参加できるように健康調査を行い、事前指導を行います。

## 次年度への成長にも配慮《はいりょ》する冬

年が明け、春が近づくころになると、養護教諭はつぎの年度の準備に追われます。新年度最初の会議で提示するため、定期健康診断《しんだん》の日程や学校保健計画のほか、身体計測実施《じっし》要項《ようこう》、保健室経営計画等の資料を作成します。定期健康診断《しんだん》の日程は、学校医（内科・眼科・耳鼻咽喉《いんこう》科）や学校歯科医、検査機関と相談のうえ決定し、学校行事として次年度の年間行事予定表に組み入れていきます。

高校生は、卒業後進学や就職と進路はさまざまですが、親元を離《はな》れる子どもたちも多く、自立の一歩を踏《ふ》み出す時期です。高校生活で自身の健康に目を向け、生涯《しょうがい》健康であるためのベースづくりにつながる教育をめざし、日々奮闘《ふんとう》しています。

（岩手県立紫波総合高等学校《いわてけんりつしわそうごうこうとうがっこう》　中下玲子《なかしもれいこ》）

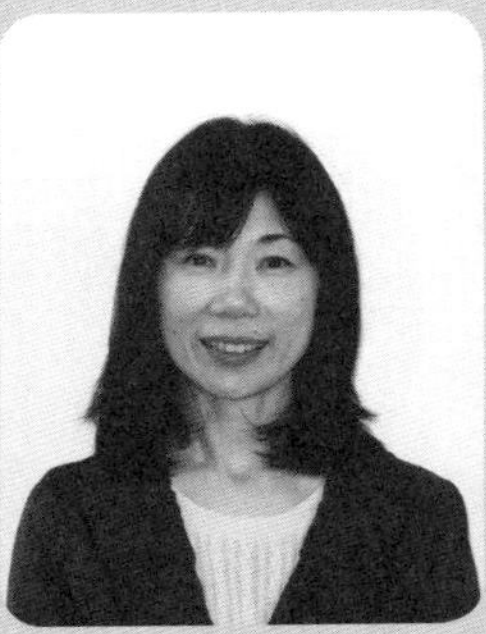

寄稿者提供（以下同）

ミニドキュメント 4 特別支援学校の養護教諭

# 家庭、学校、医療機関をつないで子どもに合わせた支援を

青《あお》森《もり》県《けん》立《りつ》八戸《はちのへ》第《だい》一《いち》養《よう》護《ご》学《がっ》校《こう》
板《いた》垣《がき》ひさこさん

## 特別支《し》援《えん》学校が職場

「教員のなかでも、点数で評価しない立場の先生になりたい」と考え、大学進学のさい、養護教諭養成課程を選《せん》択《たく》しました。大学では卒業研究等で小学校や中学校等、15校の保健室を訪問する機会がありました。そこで養護教諭が子どもに対応する姿や、保健室の空間づくりをする姿を見て、私の中に「こんな養護教諭になりたい」という思いが、強く湧《わ》き上がってきました。

私が養護教諭としてはじめて勤務した学校は、さまざまな障がいのある子どもたちが通う特別支《し》援《えん》学校でした。特別支《し》援《えん》教育では、一人ひとりのニーズを把《は》握《あく》し、そのもてる力を高め、将来の夢《ゆめ》を実現するための支《し》援《えん》をしています。子どもたちと過ごしていると、多様な個性や輝《かがや》く笑顔《えがお》にふれることができ、毎日新しい発見があります。気がつけば、知的障がい特別支援《しえん》学校2校を経て、現在は肢体《したい》不自由特別支援《しえん》学校に勤務しています（盲《もう》、聾《ろう》、養護学校は、特別支援《しえん》学校の名称《めいしょう》に一本化されましたが、私の勤務する学校では、名《めい》称《しょう》にそのまま養護学校を使用しています）。

子どもたちは、車椅子《くるまいす》や補装具《ほそうぐ》等の支援《しえん》ツールを使用して日々を過ごしています。手術後のケアのため地域の小学校から転入してきた子、たんの吸引等医療《いりょう》的ケアが必要な子、手話や会話補助装置《そうち》でコミュニケーションをとる子、車椅子《くるまいす》で生活しながら公務員をめざす子等、さまざまな個性や能力をもった6～18歳《さい》までの子どもたちが通っています。

## つなぐ役割

今日も、真新しいランドセルとともに小学部1年生のゆうきさん（仮名）が、車椅子《くるまいす》に乗って学級担任といっしょに保健室にやって来ました。「おはようございます。ゆうきさん、今日も元気だね」と声をかけると、目はひときわ輝《かがや》き、うれしそうな表情で口をパクパク動かします。小さな体で手足を動かし全身を使っての朝のあいさつ。迎《むか》える保健室スタッフは、養護教諭2名と看護師2名。ゆうきさんは数種類の医療《いりょう》的ケアが必要であり、看護師と担任が毎朝その日のケアについて打ち合わせをします。私は、医療《いりょう》的ケアは行いませんが、必要とする子どもが学校でスムーズにケアを受けられるように家庭、学校、医《い》療《りょう》機関をつなぐ役割をしています。

## 一人ひとりに合わせた支援《しえん》

ゆうきさんは、4月に小学部に入学する前は入退院を何度かくり返していて、体力が弱く病気がちなことから、多くの配慮《はいりょ》が必要でした。「学校に通わせたい」という保護者の強い願いを受け、教育的な面、医療《いりょう》的な面で、学校としてどのような支援《しえん》ができるのか、小学部主任を中心に保健主事、養護教諭、看護師、学級担任が集まり何度も話し合いを重ねました。また、医療《いりょう》的ケア検討委員会においても対応を検討しました。

特別支援《しえん》学校では、一人ひとりのニーズに応じた指導・支援《しえん》を行うため「個別の教育支《し》援《えん》計画」や「個別の指導計画」を作成しています。ゆうきさんの場合も、状態に合った特別なプランが必要です。保護者から家庭でのようすを聞き取り、ゆうきさんに合った学校生活・医療《いりょう》的ケアのスケジュールを作成しました。また、保護者の要望と医療《いりょう》的ケアの実施《じっし》体制を調整しながら、保護者に提案し、実施《じっし》の手続きを進めていきました。

## チーム支援《しえん》の大切さ

ゆうきさんの登校は、4月は週3日から開始し、状態を観察しながら少しずつ日数を増やしていきました。そして9月からは週5日元気に登校しています。同じ時期に放課後デイサービスの利用を開始し、生活の場も広がりました。ゆうきさんがうれしそうに登校し、成長した姿を見せてくれるのは、チーム支援《しえん》によるものと思います。

子どもの問題解決に当たる場合、チーム支《し》援《えん》が特別支援《しえん》教育の基本姿勢です。校内では、

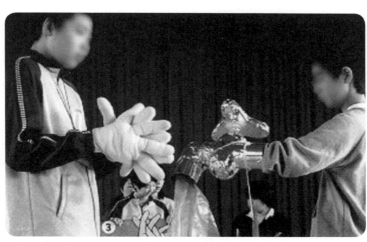

手洗いの発表。手袋のような大きな手は指もしっかり動きます

養護教諭や看護師だけでなく、管理職をはじめ、関係する職員とめざす方向に向かって意見を出し、協力し合います。また、主治医や、隣接《りんせつ》する、青森県立はまなす医療《いりょう》療育《りょういく》センターにいる学校医や看護師、理学療法士《りょうほう》等とも連携《れんけい》しながら進めていくことが大切です。

## 実態を把握《はあく》し真摯《しんし》に向き合う

「かずきさん（仮名）は、熱があるようです」

給食後、小学部4年生のかずきさんについて、担任から連絡《れんらく》がありました。かずきさんは、一見するといつもと変わりないようすですが、体調が悪くなる時の兆候《ちょうこう》で、目のまわりが赤くなっています。かずきさんは、コミュニケーションが難しい状況《じょうきょう》にあるので、家庭や授業中のようす、給食の摂取《せっしゅ》状況《じょうきょう》について、担任から聞き取ります。また、ていねいに観察し、聴診器《ちょうしんき》で呼吸や血液循環《じゅんかん》を調べたり、体温計、パルスオキシメーター*等を使ったりして健康状態を判断します。本人が自分の状態を伝えることが困難な場合は、保健調査票等で得た情報、担任からの情報、日常の状態観察も大切な情報源となります。

また、時にはこんなこともあります。

「昨日、弟とけんかした」

高等部2年生のけんじさん（仮名）は脳性まひ*があり、言葉が思い通りに出ない時もありますが、お話が大好きです。毎朝、学級の健康観察カードを提出するために保健室に来室したさいに、いろいろな質問や相談をもちかけて来ます。私は、けんじさんが一生懸命《いっしょうけん》命《めい》伝えようとする言葉を聞き洩《も》らさないようにと、唇《くちびる》の動きを見つめます。「どうしてけんかしたの？」「それじゃ、ずいぶんつらかったね」。しっかりと気持ちを受け止めて受け答えをすると、けんじさんの気持ちも落ち着くようで、気持ちを切り替《か》えて保健室から戻《もど》って行きます。

こうした日常のほか、年に数回、修学旅行や宿泊《しゅくはく》学習等に引率をすることもあります。ふだんの学校生活では見えない子どもの姿にふれることもあり、一人ひとりの実態を把握《はあく》することの重要性を実感しています。

## 教材の工夫

毎年4月には定期健康診断《しんだん》があります。健康診断《しんだん》のさいには流れがわかるように絵カードを使用したり、実際に使用する検診《けんしん》器具を使って事前練習をしたりし、子どもたちがスムーズに検診《けんしん》を受けられるようにします。ふだんから保健室に慣れてもらい、信頼《しんらい》関係を

＊**パルスオキシメーター**　指先等にはさみ、血液中の酸素量を測定する医療機器。
＊**脳性まひ**　受精から生後4週間までに何らかの原因で受けた脳の障がいによって引き起こされる運動障がいの症状。

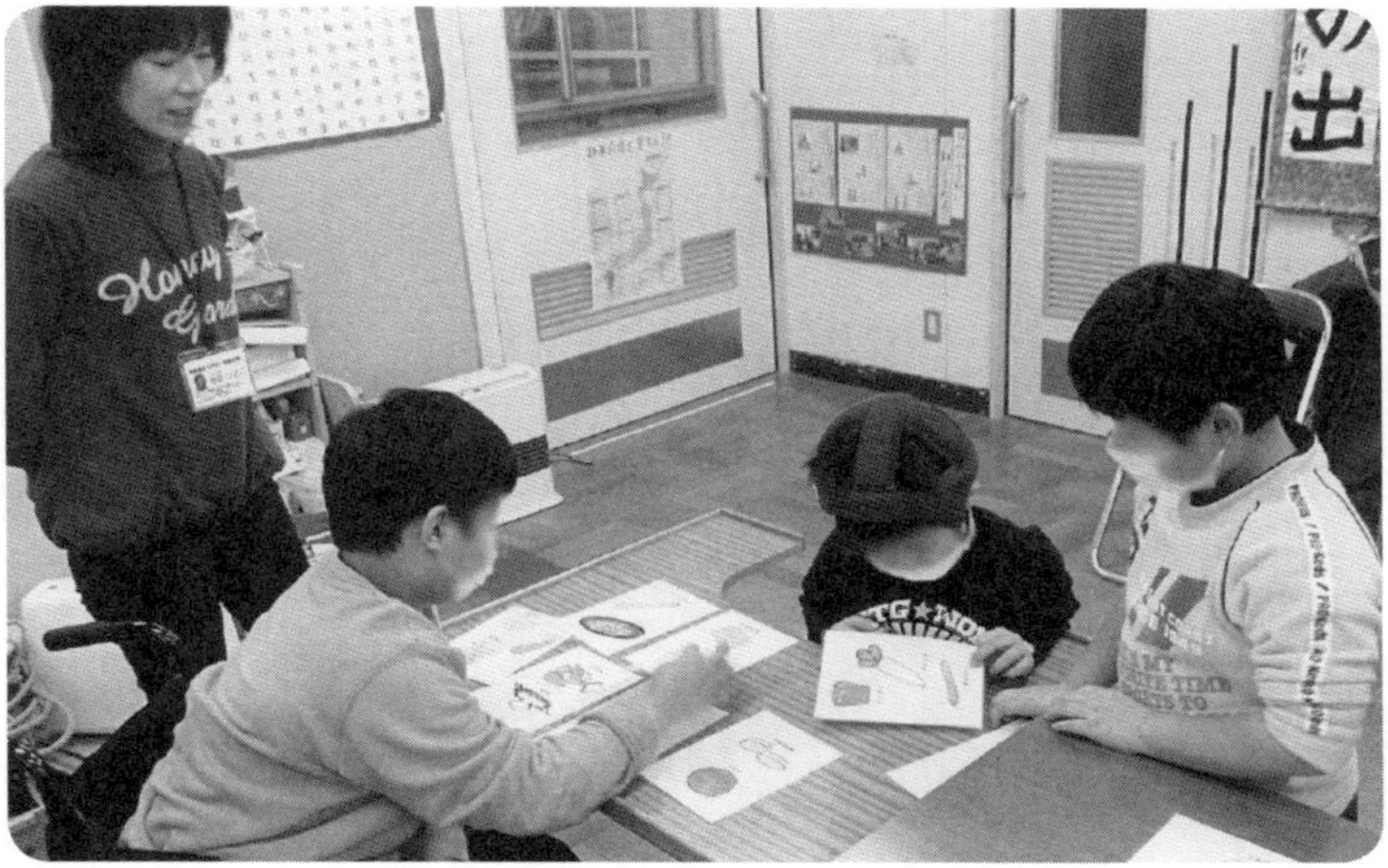

カードを使ったグループワーク。「相談して考えてね」

つくっておくことも大切です。前年度は集中が切れてしまって受けられなかった検診《けんしん》を、今年は受けることができた時等は、とてもうれしくなります。こうした、子どもの成長の瞬間《しゅんかん》に立ち会えるよろこびは、かけがえのないものです。保健指導では、子どもたちの障がい特性に合わせた教材を作成します。絵カードやパソコンを活用して学習の内容や流れ（開始と終了《しゅうりょう》）がわかるようにすることも心がけています。

子どもたちの成長のペースはそれぞれ違《ちが》い、それを見るのはとても楽しいものです。今ふり返ってみて、私は「心に寄《よ》り添《そ》う」仕事がしたくて養護教諭になったのだと再確認しています。今後も、子どもたちに寄《よ》り添《そ》い、一人ひとりの将来の夢《ゆめ》が実現できるように、さらに充実《じゅうじつ》した支援《しえん》に取り組んでいきたいです。

養護教諭の生活と収入・将来性

# 教員として学校で働き5年後、10年後の子どもたちの未来にかかわる

## 養護教諭の勤務体系

養護教諭は、教育職員（教員）として、小・中・高等学校、特別支援《しえん》学校、幼稚園《ようちえん》で勤務しています。養護教諭は一校に1名（「公立義務教育諸学校の学級編成及《およ》び教職員定数の標準に関する法律」最終改正2015年7月15日による）の原則に従い、2017年4月現在、3学級以上の小・中学校に1名という配置です。また、複数配置に該当《がいとう》するのは、小学校851人以上、中学校・高等学校801人以上、特別支援《しえん》学校61人以上の大規模校です。

多くの学校で、養護教諭は1名で、学校全体の子どもたちの心と体の両面を含《ふく》めた成長支援《しえん》をしています。担任や学年所属の職員とは違《ちが》い、子どもの成長を連続してみることが

できます。

始業・終業時間は学校によって異なりますが、一般的《いっぱんてき》には、朝8時30分から夕方5時までです。その間に休憩《きゅうけい》、休息があります。

## ある小学校の養護教諭の生活

ある小学校を例に養護教諭の一日を紹介《しょうかい》します。出勤は、朝8時。勤務開始の前に、まず保健室へ行き、窓を開け放し、空気を入れ換えます。昨日の帰りに干していたタオルをたたみ、救急医薬品の確認と補充《ほじゅう》を行い、いつでも保健室が利用できるようにしておきます。運動場では、子どもたちが元気に遊んでいます。保健室から、登校してくる子どもたちへ朝のあいさつや声かけをしているうちに、職員の打ち合わせが始まる8時30分になります。打ち合わせでは、子どもの健康に関する注意事項《じこう》、たとえば、かぜの流行にともない、手洗い、うがい、換気《かんき》をしっかりすることが予防のいちばんであること等を伝えます。ほかの職員からも連絡《れんらく》があるので、メモを取り確認します。この打ち合わせが5分から10分程度で終了《しゅうりょう》すると、続いて各担任は、学年の打ち合わせをして、教室へ行きます。

養護教諭は、担任が教室へ行った後、欠席の連絡《れんらく》が入っている子どものクラスや欠席理由等、全校の欠席状況《じょうきょう》の確認をします。また、校長や副校長（教頭）と気になる子どものようすや、保健室登校や不登校気味の子ども、病気の流行等についても話をします。1限目が始まると、校内巡視《じゅんし》（トイレのスリッパの整頓《せいとん》や使い方・手洗い場の石鹼《せっけん》補充《ほじゅう》状《じょう》況《きょう》、窓の開閉等の状況《じょうきょう》）も兼《か》ねて「健康観察と欠席調べ」として全クラスを巡回《じゅんかい》します。この時、体調の悪い子どもがいれば、その場で対応することもあります。ほぼ1時間をかけて毎日実施《じっし》します。その後、保健室へ戻《もど》ります。授業終了《しゅうりょう》のチャイムとともに子どもたちは、体調不良やけがの手当てのために保健室にやってきます。午前中が慌《あわ》ただしく過ぎようとしている時、子どもたちより少し早めの給食を職員室で食べます。これは、昼休みは子どもたちが大勢保健室に来ることや、給食の献立《こんだて》でアレルギー疾患《しっかん》のある子どもたちに配慮《はいりょ》する必要があるかどうかの確認のためです。

給食を食べ終わると、再び保健室で仕事を始めます。保健室での仕事は、子どものけがや体調不良の手当てがあります。それ以外にも、不安をかかえている子どもの相談や対応、保健便りの作成や掲示《けいじ》物作成、保健委員会の企画《きかく》や準備、報告書類の作成や整理等、事務仕事も多くあります。時に出張したり、保健室を空けたりすることがありますが、基本的には、いつ、どんな理由で子どもが保健室に来ても、対応できるよう養護教諭は保健室にいるようにしています。

給食が終わると、学校ではいっせいに清掃《せいそう》時間になります。養護教諭もほかの教員と同

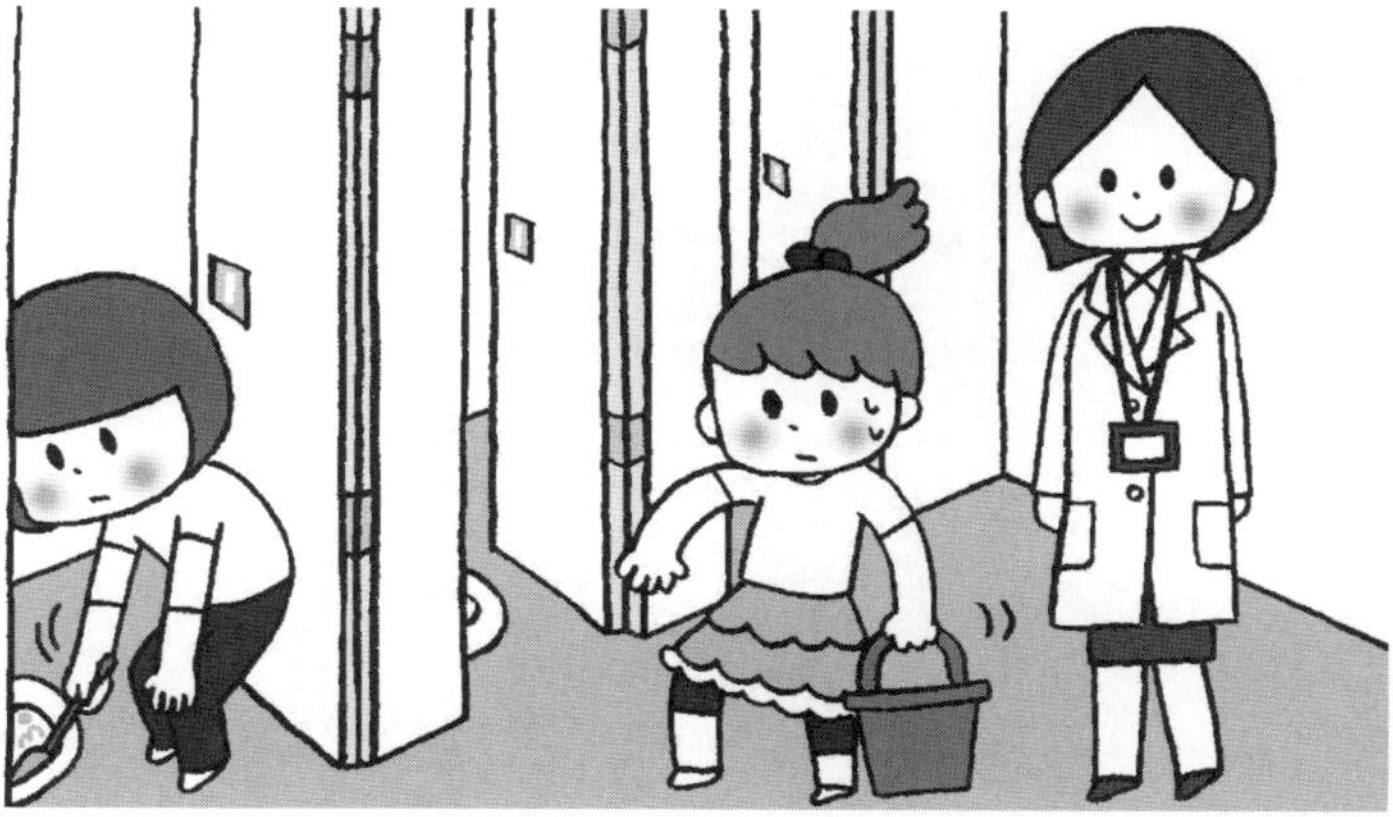

様に清掃《せいそう》の指導を担っています。この学校では、トイレの清掃《せいそう》指導を養護教諭が担当しています。保健室の清掃《せいそう》班への指導を終えると、全校のトイレを見回り、当番の子どもたちへ清掃《せいそう》のポイントを伝えます。1限目に巡回《じゅんかい》して確認しているだけに、子どもたちとの会話もスムーズです。

清掃《せいそう》も終わり、午後の授業が開始されます。授業終了《しゅうりょう》後は、高学年の子どもたちは部活動に行きます。部活動の指導は各教員が担当します。養護教諭もバスケット部の担当者として子どもたちの指導に当たっています。部活動の指導が終わって保健室を施錠《せじょう》し、職員室へ戻《もど》ると5時ごろになることが多いです。季節によっても最終下校時刻が異なり、部活動の時間も変動します。部活動終了《しゅうりょう》後は職員室で残った仕事を整理して帰宅します。

勤務時間は決められていますが、事務処理や担任・カウンセラーとの話し合い等は、授業後でないと時間の確保が難しいこともあります。

## 給与《きゅうよ》

教育職員として、各都道府県市町村の採用ごとに異なります。総務省《そうむしょう》が発表した2017年4月現在の地方公務員給与《きゅうよ》実態調査結果によると、全国47都道府県の小中学校教員の平均初任給は、大学卒業（一種免許《めんきょ》状取得者）では、20万4932円（19万7900円〜21万2900円）、短期大学部卒業（二種免許《めんきょ》状取得者）では、18万1310円（15万3600円〜18万8000円）です。高等学校教員の初任給は、大学卒業では、20万4932円（19万6300円〜21万2900円）、短期大学部卒業では、17万9040円（17万2800円〜18万5500円）です。学校種（小・中学校、高等学校、特別支援《しえん》学校、幼稚園《ようちえん》）によって異なる地域もあります。修士課程修了《しゅうりょう》者（専修免許《めんきょ》状取得）の初任給は、短期大学卒業および学部卒業の者より高くなります。この給与《きゅうよ》のほか毎月の諸手当（通勤手当、扶養《ふよう》手当、住居手当等）や年2回の賞与《しょうよ》（期末・勤勉手当）が支給されます。

## 将来性

現在、子どもを取り巻く健康課題は多様化しています。具体的には、いじめ、不登校、子どもの自殺、児童虐待《ぎゃくたい》、貧困問題、食物アレルギー等です。さまざまな要因があるとはいえ、養護教諭は学校の中で、どの子の成長も見守っています。どの子どもも、一人ひとりがこの世に生を受けた者として、すくすくと大きく成長していってほしいと願い、働きかけています。学校で一人の職種であっても、養護教諭がいることの意味は、子どもたちがいちばんよく知っています。

養護教諭の志望理由に、「かつて自分が保健室でお世話になったから、今度は自分が悩《なや》んでいる子どもたちの相談にのってあげたい。だから養護教諭になりたい」という人が多くいます。この気持ちは大切です。しかし、養護教諭になってからも自身のことで悩《なや》み、苦しんでいる状態が続くようであれば、この職はふさわしくないでしょう。自身が悩《なや》んで、眉間《みけん》にしわを寄せている養護教諭がいる保健室には、子どもたちはなかなか足を運んで相談には行かないでしょう。養護教諭は、目の前にいるその子の今を見て、さらに5年後、10年後を見つめながら、子どもの成長に積極的にかかわっていける人であってほしいものです。養護教諭の仕事は、子どもたちの未来、そしてこれからの社会を担う若者たちの未来にかかわっていくことにつながっていく仕事です。

（名古屋学芸大学《なごやがくげいだいがく》ヒューマンケア学部子どもケア学科　大原榮子《おおはらえいこ》）

養護教諭のなるにはコース　適性と心構え

# 大学での学びを土台に学び続け、力をつけていく

## 子どもが好き、人間が好き

本書の寄稿《きこう》では、小学校、中学校、高等学校、特別支援《しえん》学校に勤める養護教諭の方々が登場して、ご自身の仕事を紹介《しょうかい》しています。これらを読んで、養護教諭の仕事って、いろいろなことがあるなあと思ったことでしょう。自分が、このような仕事を全部こなせるだろうかと、心配になった人もいるかもしれませんね。

一人前になるには、養護教諭になってからも学び続けることがとても大切です。養護教諭になるために大学で学ぶことはあくまでも土台です。その土台の上に、実際の子どもとのかかわりを通して、子どもたちから学ぶことによって、養護教諭としての力をつけていくのです。

そこで、養護教諭に向いている人、あるいは現場に出てからも学び続けることができる人とは、どのような人なのかを考えてみることにしましょう。

養護教諭の仕事の中核《ちゅうかく》は、けがをしたり体調不良で困っている人に対して、救急処置をしたり健康相談をしたりすること、そして、そうしたことを通して、子どもたちが自分の健康に関心をもち、自己管理していけるような教育的な働きかけをすることです。そのためには話しかけやすい人がいいでしょう。子どもたちが近寄りがたい人では困るのです。子どもとのやりとりですぐに問題解決ができるわけではないので、そのやりとりのくり返しが苦にならない人が向いています。つまりは、子どもが好き、人間が好き、人間（いろいろな人）に興味・関心を向けられる人が第一条件でしょう。そのうえで、救急処置や健康相談をしていくことになりますが、そのためには冷静に判断し、適切に対応できるような人であることがのぞまれます。

## 緊急時《きんきゅうじ》に動じないたくましさ

具体的な方法をこなすための理論・技術については、大学で学ぶことにして、緊急時《きんきゅうじ》にも慌《あわ》てないで冷静でいられ、動じることなく、あれこれ考えることができる人がいいでしょう。養護教諭は子どもが大出血をした、高い場所から転落したというような事故に遭《そう》遇《ぐう》したり、あるいは、生徒から法律に抵触《ていしょく》するかもしれないようなとんでもない相談事があった時等も、いちばんに頼《たよ》りにされる人です。そのような場面で、平静でいられるためには、専門的な技術を身につけていることはもちろんですが、基本的な資質として、困った事態に遭遇《そうぐう》しても、うろたえないたくましさが必要といえます。

また、養護教諭が誤解されやすいことのひとつに、養護教諭は子どもとのみ接している、というイメージがあります。養護教諭は子どものために労する人なのですが、その子どもを救うために子どもを取り巻く人びと（教職員や保護者、専門機関の人びと）と打ち合わせをしたり、チームを推進する役を担っています。養護教諭は保健室で一人で子どもに向き合っている人ではなく、子どものために、学校全体、地域の人びとを動かすような働きかけをしている人でもあるのです。子どもには見えないことですが、この目立たない仕事をこなすことも大事な養護教諭の仕事です。裏方の仕事、縁《えん》の下の力持ちと言われることもあります。

## 中学生時代、高校生時代を満喫《まんきつ》して過ごそう

養護教諭になりたい人は、中学生や高校生の時代に、どのような生活をしていけばよいのでしょうか。まずは、その中学生時代、高校生時代を満喫《まんきつ》して過ごしていくことだろう

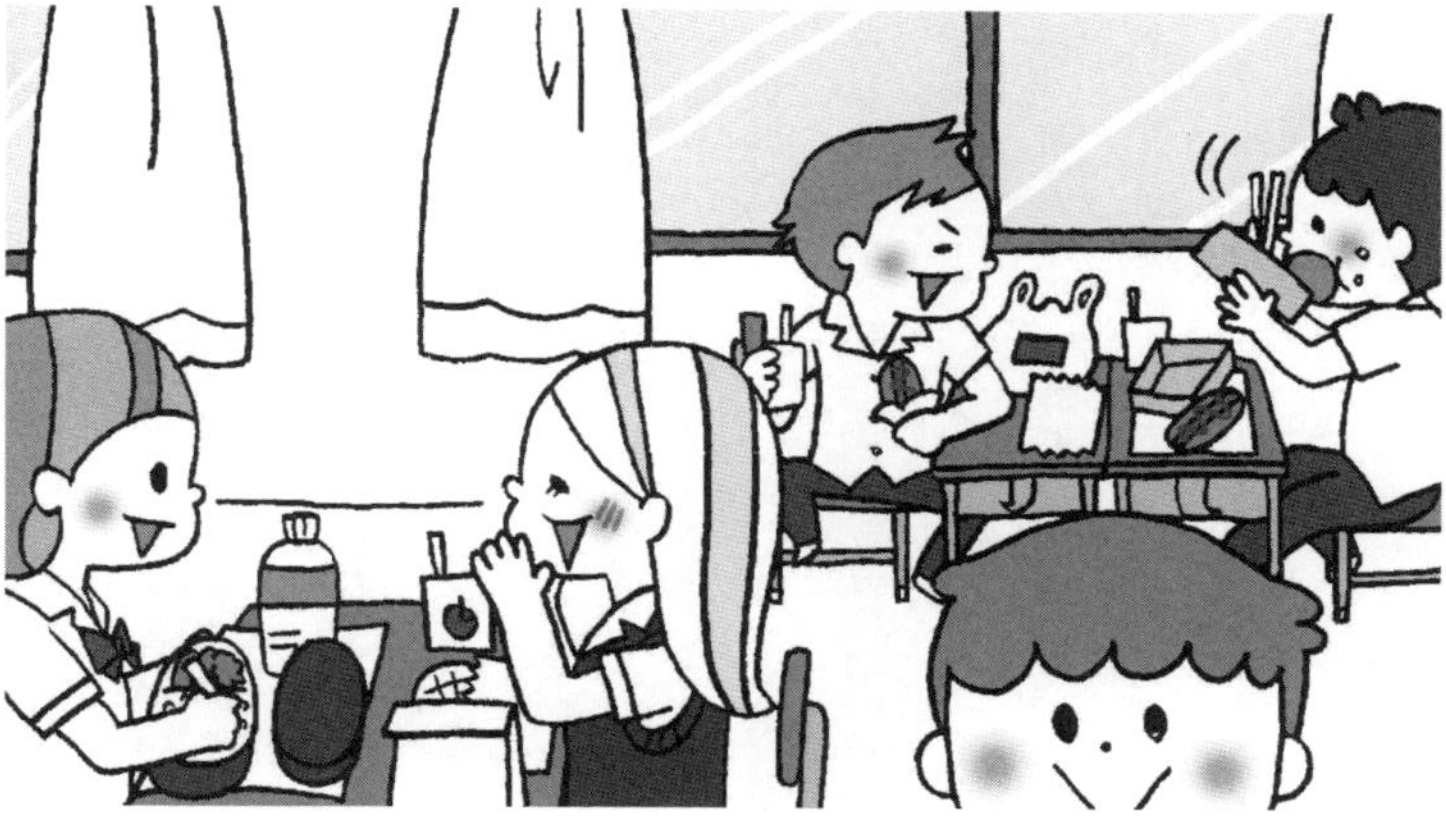

と思います。友だちといっしょに話をし、友だちといっしょに授業の課題、学校行事、生徒会活動、部活動、塾《じゅく》での生活等々を、やりとりして過ごすことです。子ども時代を十分体験してください。楽しんだり、悩《なや》んだり、苦しく思ったり、いろいろな体験と感情を味わってください。それらが全部、養護教諭になった時の子ども理解の土台となるからです。自分の友だちにはそれぞれの家庭環《かん》境《きょう》があること、いろいろな思いをもっていること、自分とは異なる生活をし、自分とは異なる生育過程を過ごしてきて今があるんだということを体得してほしいです。自分とは異なる存在を知ることはとても大事なことです。また、実際の生活ではなく、映画や小説の中、あるいは芸能人の話題から、人間ウオッチをしてみるのもいいですね。

（養護《ようご》実践研究《じっせんけんきゅう》センター　大谷尚子《おおたにひさこ》）

養護教諭養成校では何を学ぶ?

# 救急処置活動や相談活動、保健教育や予防をふまえた専門性の高い知識

## 多様な養護教諭養成大学を、どう選択《せんたく》する?

養護教諭になるためには、教育職員として教員免許《めんきょ》状の中の「養護教諭免許《めんきょ》状」を取得することが必須《ひっす》です。文部科学省のホームページから「教員免許《めんきょ》状を取得可能な大学等」で検索し、「養護教諭」の項目《こうもく》を探すと、実に多くの取得可能大学が見つかります。学部は、教育学部、教育人文学部、医学部、看護学部、看護福祉《ふくし》学部、スポーツ健康科学部、人間福祉《ふくし》学部、栄養学部等、さまざまです。

みなさんは、このなかからどの大学等を選択《せんたく》しますか? ここでは、さまざまな養成機関で何を学ぶのかについて述べます。

## 救急処置活動や専門機関との連携《れんけい》を視野に入れた学び

養護教諭の仕事で、最初に思い浮《う》かぶのは救急処置ではないかと思います。小・中・高等学校等における保健室の利用状況《じょうきょう》について実態を研究した結果によると、頭痛等の内科的症状《しょうじょう》も、打撲《だぼく》や擦《す》り傷等の外科的症状《しょうじょう》のいずれも、簡単な処置や経過観察の後、教室へ帰してよいと判断されるものが多かったそうです。保健室は学校における小さな診《しん》療《りょう》室ではありません。子どもたちの心と体の健康と成長を育む場です。小さなけがの処置でも、けがの原因は何か、予防はできなかったか、自分でできる処置はないか、冷やすということにはどのような意味があるのか等を子どもたちとともに考えながら進め、その結果として、子どもの「自分の健康は主体的に守っていく等の健康観」や「自分の体を大事にしよう等の身体観」を育てていくことも求められます。そのために、養護教諭には幅《はば》広い多様な対応力が求められます。もちろん、緊急《きんきゅう》度や重症《じゅうしょう》度の高い症例《しょうれい》は、たった一例でもないがしろにはできませんので、それらへの対応力も重要です。

また、養護教諭の仕事は救急処置活動だけではありません。相談活動や健康診断《しんだん》、児童生徒保健委員会、個別や集団の保健教育、学校環境《かんきょう》衛生や感染症《しょう》の予防等もあります。不登校やいじめ、児童虐待《ぎゃくたい》、性の問題等、子どもたちの健康課題もさまざまです。また、これらの仕事を進めるに当たり、教職員や保護者、専門機関との連携《れんけい》・協働での課題解決力も求められます。

このようなことをふまえて、養成機関では、専門性の高い学びが実施《じっし》されています。

## 教育職員免許《めんきょ》法に基づくカリキュラム

大学のカリキュラムは教育職員免許《めんきょ》法（以下、免許《めんきょ》法）を守りながら作成されています。免許《めんきょ》法には免許《めんきょ》取得に必要な最低単位数が示されています。免許《めんきょ》法では①養護概説《がいせつ》、健康相談活動、学校保健、解剖《かいぼう》学、看護学等の「養護に関する科目」、②教職の意義や教育の基礎《きそ》理論、生徒指導等の「教職に関する科目」、③学校現場で養護教諭としての実習を行う「養護実習」、④大学の学びや養護実習での課題をふまえて4年次（短期大学は2年次）に行う「教職実践《じっせん》演習」等があります。

教育現場での養護実習は、学内で学んだ理論を活用し実際に子どもたちとのかかわりの中で実践《じっせん》してみます。そのうえで、理論と実践《じっせん》を統合しふり返る（省察）ことで確かな実《じっ》践《せん》力を身につける事ができ、とても重要なものです。

たとえば、免許《めんきょ》法の「養護に関する科目」のなかにある「養護概説《がいせつ》」という科目は1科目が設定されていますが、大学の特性を活かし、5科目を設定している大学もあります。

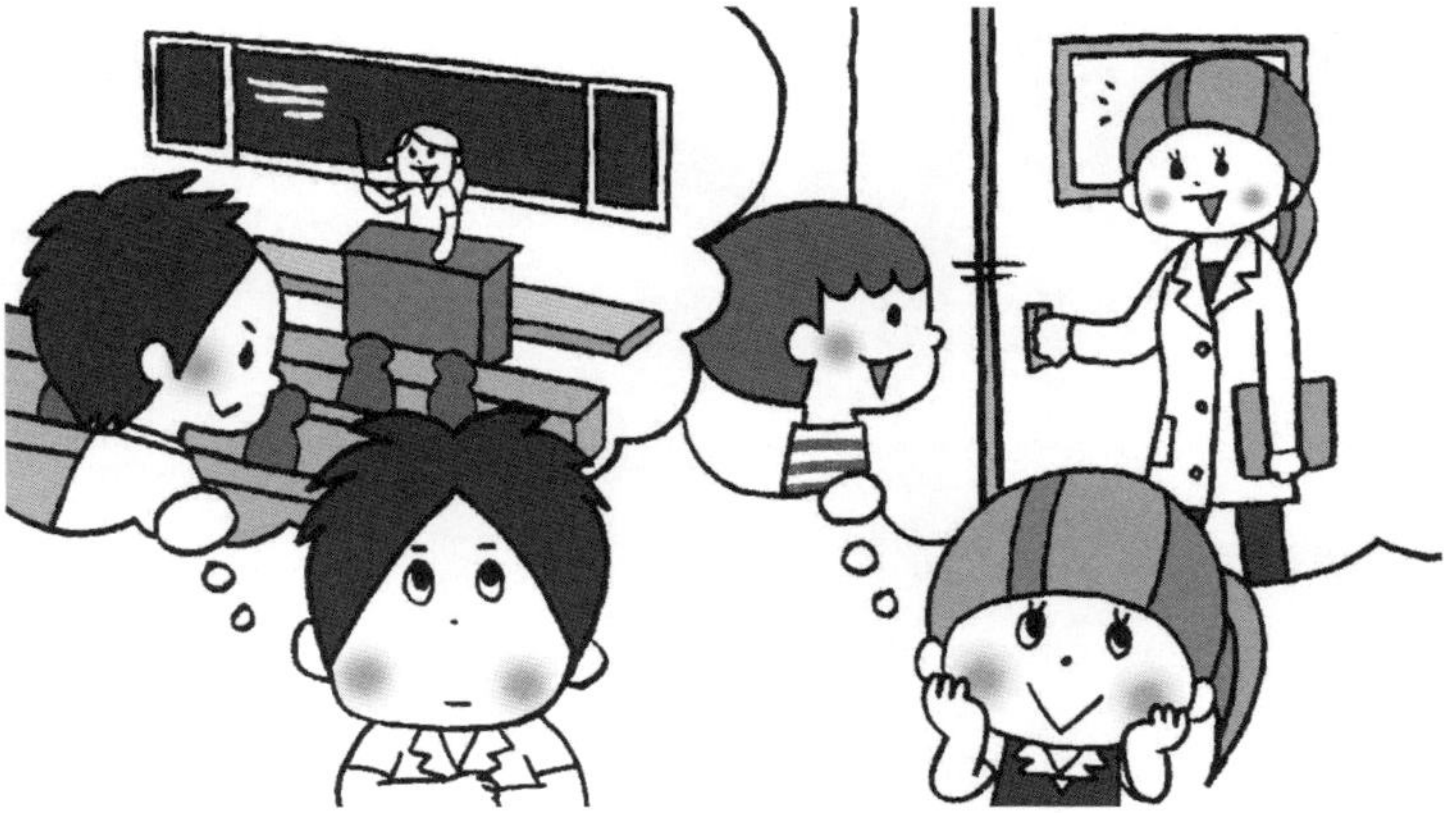

大学の授業内容は、各校のホームページから「授業の概要《がいよう》（シラバス）」と検索《けんさく》すると確認することができます。学校に通う子どもたちにとって、また、自分自身にとって、行ってみたくなるような保健室経営とはどんなものでしょうか。養護教諭になった自分を思い浮《う》かべ、そうした学びができるように、大学等の特性を見ながら、進路を決定するといいと思います。

授業の概要《がいよう》には、授業内容等のほか、授業形式も記載《きさい》されています。講義のような受け身の学びだけではなく、演習や事例検討等、みずからが考えて参画する授業方法も必要です。自分で考えて、判断していく力がつきます。

ある教育学部系の大学を例に「養護に関する科目」を見てみますと「養護学概論《がいろん》・養護学演習・養護学実習・救急処置実習・学校保健・学校看護

## 図表6 養護教諭養成におけるモデル・コア・カリキュラム

| | | 一般目標 | 大項目 |
|---|---|---|---|
| A | 教育職員としての養護教諭の基本原理 | 養護の理念と目標ならびに教育職員としての養護教諭の基本原理を理解する | 養護の成立基盤と養護教諭の基本的責務 |
| | | | 学校教育の理解 |
| | | | 学校保健の理解 |
| | | | 学校安全の理解 |
| B | 発達過程にある子どもの理解 | 養護実践を行ううえで必要な人間、特に発達過程にある子どもを全人的に理解するとともに、体の仕組みや生理的・病的変化と特別な支援を必要とする子どもの発達過程を理解する | 人間のライフステージと子ども |
| | | | 体の仕組みと発達過程 |
| | | | 発達過程における各期の発達の特徴と病的変化および病態の特徴・治療法 |
| | | | 特別な支援を必要とする子どもとその発達過程 |
| C | 発達観・健康観の育成と養護実践を進める方法 | 養護実践を行ううえで必要な発達観・健康観を育成するとともに、発達と健康にかかわる生活と環境の評価・対策について理解する。さらに養護実践を進める方法の基礎を習得し、社会資源を理解する | 発達観・健康観の育成と支援の理解 |
| | | | 子どもの発達と健康にかかわる生活の理解 |
| | | | 子どもの発達と健康にかかわる環境の理解 |
| | | | 発達と健康の評価法の理解 |
| | | | 養護実践を支える社会資源の理解 |
| D | 養護実践の内容と方法 | 養護実践を行うために必要な知識、技術、方法を習得し、統合化する | 養護実践における養護教諭の活動過程 |
| | | | 養護実践の方法（健康実態・健康課題の把握） |
| | | | 養護実践の方法（支援の方法） |
| | | | 養護実践の方法（学校環境づくり） |
| | | | 保健室の経営 |
| | | | 養護実践の研究 |
| E | 臨地（学校教育の場）における実地研究 | 学校教育の場で子どもと直接かかわり、養護実践について学び、必要な技術・態度を習得する。また、大学で学んだ理論を臨地で実証し研究するとともに、研究して得られた成果を一般化する実践と研究の相互関連を学ぶ。さらにみずからの適性をはかり、教育専門職としての自覚を深め資質の向上をはかる | 子どもの理解とかかわり |
| | | | 学校教育の理解と参加 |
| | | | 養護実践の方法の理解と実地体験 |
| | | | 臨地（学校教育の場）における研究 |

日本教育大学協会全国養護部門研究委員会「養護教諭養成におけるカリキュラム改革の提言　モデル・コア・カリキュラム（2010版）」より抜粋

学・衛生学・解剖学《かいぼう》・小児科学・臨床《りんしょう》医科学」等、40科目程が開講されています。ある看護学部系の例では「養護概説《がいせつ》・学校保健・学校健康相談活動」等が開講されています。大学によって特色がさまざまですので、各校のホームページできちんと確認してみましょう。

## 核《かく》となる課程で必要な力を身につける

日本教育大学協会《にほんきょういくだいがくきょうかい》全国養護部門研究委員会では、図表6に示すように、養護教諭の養成において必要な力を「モデル・コア・カリキュラム」として提案しました。養護教諭をめざす学生に学んでほしい内容です。本提案ではA～Eの五つの領域に分かれています。単に、養護教諭の仕事の方法だけを学ぶのではなく、養護教諭の仕事の「方法・原理・哲学」をあわせて学ぶことの必要性があることがわかります。救急処置で考えると、手当に必要な「方法（知識と技術）」、なぜその方法を行うのかということの「原理」、そして、養護教諭の行う救急処置活動の考え方「哲学《てつがく》」です。

大学の授業の概要《がいよう》とあわせて、図表6に示される力が身につくようなカリキュラムを提供してくれる養成校を選択《せんたく》し、すてきな養護教諭をめざしてください。

（弘前大学《ひろさきだいがく》大学院教育学研究科　小林央美《こばやしひろみ》）

ミニドキュメント 5 養護教諭めざして勉強中!

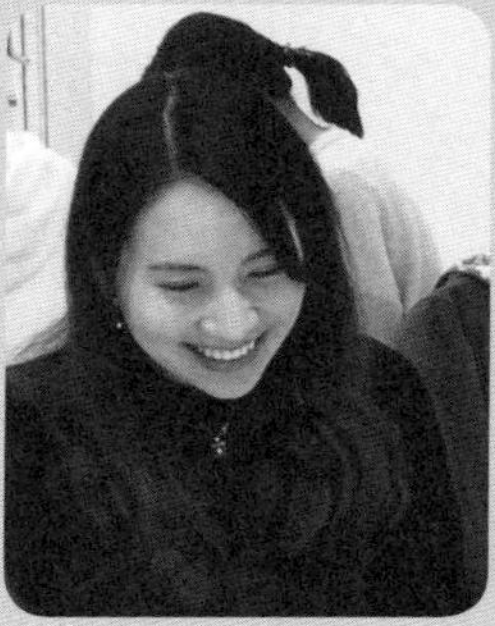

寄稿者提供（以下同）

# 子どもたちが悩みを言いやすい養護教諭になりたい

杏林《きょうりん》大学《だいがく》保健《ほけん》学部《がくぶ》看護《かんご》学科《がっか》
綾部《あやべ》優希《ゆき》さん

## 養護教諭をめざしたきっかけ

私は中学生の時、部活動がいっしょだった友人がいじめや不登校で悩《なや》んでいる姿を見ていて、どうすればよかったのかと悩《なや》んだ経験があります。高校に進学して、たまたま養護教諭が担当していたピアサポート*という活動に興味をもち、そこで、相手の立場に立って考えることを経験しました。その時から、養護の仕事につけば、中学の時に助けることができなかった友人のような、困っている子どもを救うことができるのかもしれないと思いました。

私が学ぶ、杏林大学保健学部看護学科看護養護教育学専攻《せんこう》は、看護学と養護学を並行《へいこう》して学べる環境《かんきょう》にあります。卒業と同時に看護師の国家試験受験資格と養護教諭普通免許《ふつうめんきょ》

***ピアサポート**　同じ悩みをもつ人どうしが集まり、自分の体験や行動等を語りあうことで支えあうもの。

（一種）が取得できます。1、2年次は、講義の合間にインターンシップとして教育現場を見学に行けるようになっています。四季折々に、職場としての学校を知ることができ、子どもたちとふれあい、養護教諭の仕事を理解することができました。

## 看護実習から学んだこと

2年生の夏に行った基礎《きそ》看護学実習では、はじめて患者《かんじゃ》さんを受けもちました。緩和《かんわ》ケア病棟《びょうとう》にいた、膵臓《すいぞう》ガンで余命1カ月と言われている80代の女性でした。人生の最期が近付いている段階であり、その方の趣味《しゅみ》の折り紙をいっしょにする等、日々の生活が楽しくなるようにと願いながら接することを心がけました。患者《かんじゃ》さんには、最初にかかわった時より、徐々《じょじょ》にいきいきとした表情が見られるようになりました。看護は病気だけをみるのではない、その人が困っていることやかかえている生きづらさと向き合って、その人らしく生活することを支えること、その人の尊厳を大切にすることが看護の役割なのだと理解できました。実習最終日に家族の方からも感謝され、看護をするよろこびを味わいました。

2年次の基礎《きそ》看護学実習を終えて、同じ志をもつ仲間とも出会い、いよいよ看護専門領域の授業内容も広く深くなっていきました。また、養護実践《じっせん》学や健康相談活動等の授業を受け、教員採用試験を意識し始めました。

3年次の終わりから4年次にかけては、学校看護学研究室に所属しました。

## 統合看護学実習での具体的なできごと

特に印象に残っていることは、4年次の統

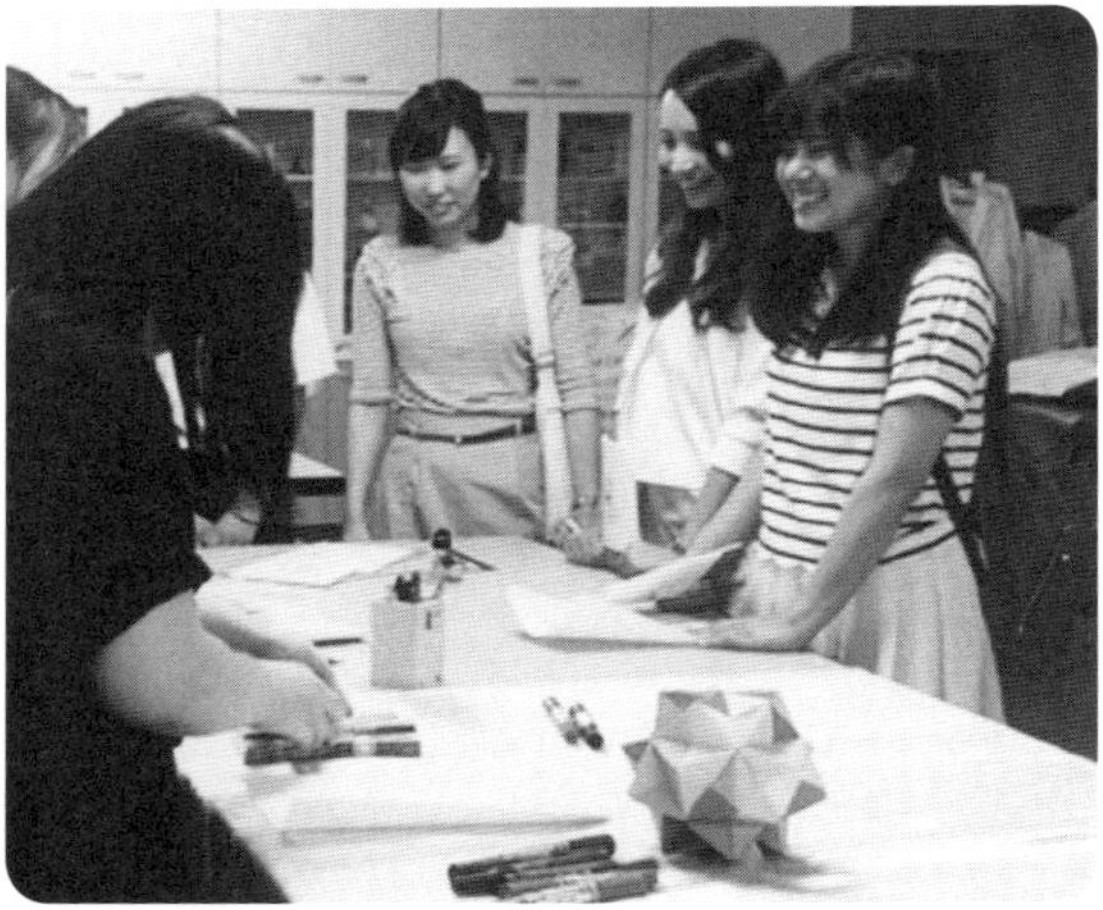

いじめ防止のボランティア活動中

合看護学実習でのできごとです。私は、児童精神科病棟《びょうとう》の担当になり、発達障がいのある中学生の男子を受けもちました。その子は、病棟《びょうとう》内で、ほかの入院児に意地悪と思えるような行動をとっていました。ずっと、その行為《こうい》をやめさせなければ、病棟《びょうとう》の友だちと仲良くしてもらわなければ、という思いで、看護計画を立て、その子に言葉をかけていました。ところが、ある時、病棟《びょうとう》看護師が、その子に「仲良しごっこをしてもらいたいのではなく、いやならいやでいいから、言葉で表すことができて、ストレスに対処できるようになってほしいんだよ」と語りかけていた姿を見て、はっとしました。これまで私がやろうとしていた看護援助《えんじょ》は、自分の思いが先にあって、患者《かんじゃ》さんがほんとうに困っていることを援助《えんじょ》するには至っていなかったのです。直してほしいところばかりに目がいき、その子のできること、強みをみてはいなかったのです。たとえば、彼《かれ》が、友だちのことを一見無視しているかのようにふるまっていた行動。

それは、実はけんかにならないように自分の部屋にそっと戻《もど》っていたのです。その後は、その子の行動一つひとつを見つめ、ほめるようにしていきました。

やがて、「今の自分の行動は良かったんだ」「これでいいんだ」と自信をつけた彼《かれ》は、目標を自分なりに設定してがんばる場面が増え、ほかの人も彼《かれ》のがんばりに気付いていきました。

大学に戻《もど》ってからは、看護援助《えんじょ》についてグループメンバーと事例検討を行い、自分の実習をふり返り、見つめなおし、納得することができました。

ほめられた経験の少ない子、怒《おこ》られた体験の多い子に、「がんばっているところを、ちゃんと見ているよ」と伝えること、ほめて認めることは、その子がかかえる病気の回復や、学校や社会への適応能力を養うことにつながるのだと実感しました。自尊感情を大切にすることを通して子どもは育つのだということを知りました。看護と養護がつながっていると、確認できた実習でした。

## 見えない部分も支援《しえん》できる養護教諭に

学校でも、子どもたちは、保健室に来られる子ばかりではありません。すべての子どもの体と心の健康を育める養護教諭になりたいと思いました。保健室に来ていいんだ、困ったことがあれば「助けてほしい」と言っていいんだと子どもたちに気付いてもらえるよう、保健室経営を心がけたいと思っています。悩《なや》みを言いやすい雰囲気《ふんいき》を出して、見えないところからも支えられる養護教諭になりたいと思います。

# 教員免許状を取得して学校に採用される

## 養護教諭免許《めんきょ》の種類

養護教諭は、学校にいて児童生徒等の「養護をつかさどる」教員です。日本の学校の養護教諭になるには、教員免許《めんきょ》状を取得して学校に採用される必要があります。

教員免許《めんきょ》状については、教育職員免許《めんきょ》法という法令で定められています。免許《めんきょ》は、一般《いっぱん》的《てき》には、教職課程のある大学や短期大学等で養護教諭普通免許《めんきょ》状を取得します。普通免許《ふつうめんきょ》状には、一種免許《めんきょ》状（大学卒業相当）、二種免許《めんきょ》状（短期大学卒業相当）、さらに、専修免《めん》許《きょ》状（大学院修了《しゅうりょう》相当）の三つがあります。このほかに、免許《めんきょ》状を授与《じゅよ》するために行う教育職員検定に合格して取得する場合と、保健師の免許《めんきょ》を各都道府県教育委員会に申請《しんせい》して養護教諭二種免許《めんきょ》を取得する場合等があります。

養護教諭の免許《めんきょ》が取得できる教職課程のある養成機関については、150ページ「養護教諭養成校では何を学ぶ?」でくわしく紹介《しょうかい》しています。学部や学科の種類を見ると、教育系、看護系、保健系、栄養系、福祉《ふくし》系、医療《いりょう》系、歯科系、心理系、体育系、家政系と、多岐《たき》にわたっています。ひとつの大学や短期大学の中でも、複数のコースに分かれていて、ほかの免許《めんきょ》資格と同時に取れる所もあります。どのコースに進学しても、養護に関する学問をしっかりと学んでいくことに変わりはありませんが、基盤《きばん》となる学問体系にそれぞれ特色があると思います。養成大学等を選ぶに当たっては、情報収集が大切になります。

## 必要科目と単位を取得し、養成校卒業にともない免許《めんきょ》取得

養成大学等に入学すると、法令で決められた科目および単位を修得する必要があります。免許《めんきょ》の区分ごとに必要な科目の単位数は、図表7の通りです。養成機関で修得する科目には、「養護に関する科目」と「教職に関する科目」、これ以外に、特に必要なものとして文部科学省令で定めている科目があります。

養成大学等で養護教諭の免許《めんきょ》取得に必要な科目の単位が取れて、無事に卒業式を迎《むか》え、学位が授与《じゅよ》された後に、各都道府県の教育委員会から授与《じゅよ》される免許《めんきょ》状を得ることができます。養成大学等では、各都道府県教育委員会への免許《めんきょ》状の申請《しんせい》手続きを、担当部署で取

図表7 養護教諭養成機関において修得することが必要な最低単位数

| 免許状の種類 | 基礎資格 | 養護に関する科目 | 教職に関する科目 | 養護又は教職に関する科目 |
|---|---|---|---|---|
| 専修免許状 | 修士の学位を有すること | 28 | 21 | 31 |
| 一種免許状 | 学士の学位を有すること | 28 | 21 | 7 |
| 二種免許状 | 短期大学士の学位を有すること又は指定養成機関を卒業すること | 24 | 14 | 4 |

上記以外に特に必要な科目と単位（文部科学省令で定める科目）：
日本国憲法2、体育2、外国語コミュニケーション2、情報機器の操作2
（教育職員免許法第五条の別表第二より作成）

りまとめて行ってくれるところが多くなっています。

このように、養護教諭になるための免許《めんきょ》状は、看護師のように国家試験はありません。大学の授業や実習をきちんと受けて、養護教諭になるための資質や能力を身につけて、無事に卒業することができれば、卒業と同時に取得することができます。

## 養護教諭免《めん》許《きょ》状で働くことができる場所

養護教諭の免許《めんきょ》状を取得した、あるいは取得見《み》込《こ》みがあり、就職のための教員採用試験に合格をすれば、一種、二種免許《めんきょ》等の違《ちが》いに関係なく、養護教諭として働くことができます。全国どこでも、公立学校あるいは私立学校でも、幼稚園《ようちえん》、小学校、中学校、高等学校、特別支援《しえん》学校等どの学校種でも、働くことができます。

ただし、永久免許《めんきょ》というわけではありません。2009年4月より教員免許《めんきょ》更新《こうしん》制という仕組みが始まりました。これから教員になる人は、10年ごとに免許状更新講習《めんきょこうしん》を受けて、免許《めんきょ》を更新《こうしん》する必要があります。この制度が始まった背景には、学校現場で対応に困っている教育課題や、子どもがかかえている健康問題が、時代とともに変化していることがあります。近年は、複雑で深刻になってきているとも言われています。このことから、教員も常に新しい知識やさまざまな問題に対応する力を身につけられるように、学び続けることが必要です。そのため、10年ごとに免許更新講習《めんきょこうしん》を受けることが義務づけられています。

## 教員採用試験を経て就職

養護教諭として採用されるためには、一般企業《いっぱんきぎょう》や公務員等の就職と同じように、就職試験に合格する必要があります。免許《めんきょ》がもらえれば、自動的にどこかの学校で養護教諭になれるわけではありません。

養護教諭になるための就職試験のことを、教員採用選考試験と言います。公立学校では、各都道府県、指定都市教育委員会ごとに実施《じっし》しますので、実施《じっし》時期や試験の内容はさまざまです。だいたい、図表8のようなスケジュールで行われます。

4年制の大学であれば4年次、2年制の短期大学であれば2年次の夏に、試験が行われます。これ以外に、国立や私立学校の養護教諭になるには、それぞれの学校で独自に行わ

**図表8　公立学校の教員採用選考試験スケジュール**

| 3～4月 | 5～6月 | 7月 | 8月頃 | 10月 | 翌年4月 |
|---|---|---|---|---|---|
| 募集要項の配布開始 → | 出願受付 → | 第1次試験 → | 第2次試験 → | 合格発表採用内定 → | 採用 |

れる採用試験に合格する必要があります。

採用試験情報は、ホームページ等を通じて公表されますので、今から見ておくと、具体的に知ることができます。

（杏林《きょうりん》大学《だいがく》保健学部看護学科　亀崎《かめざき》路子《みちこ》）

# フローチャート　養護教諭

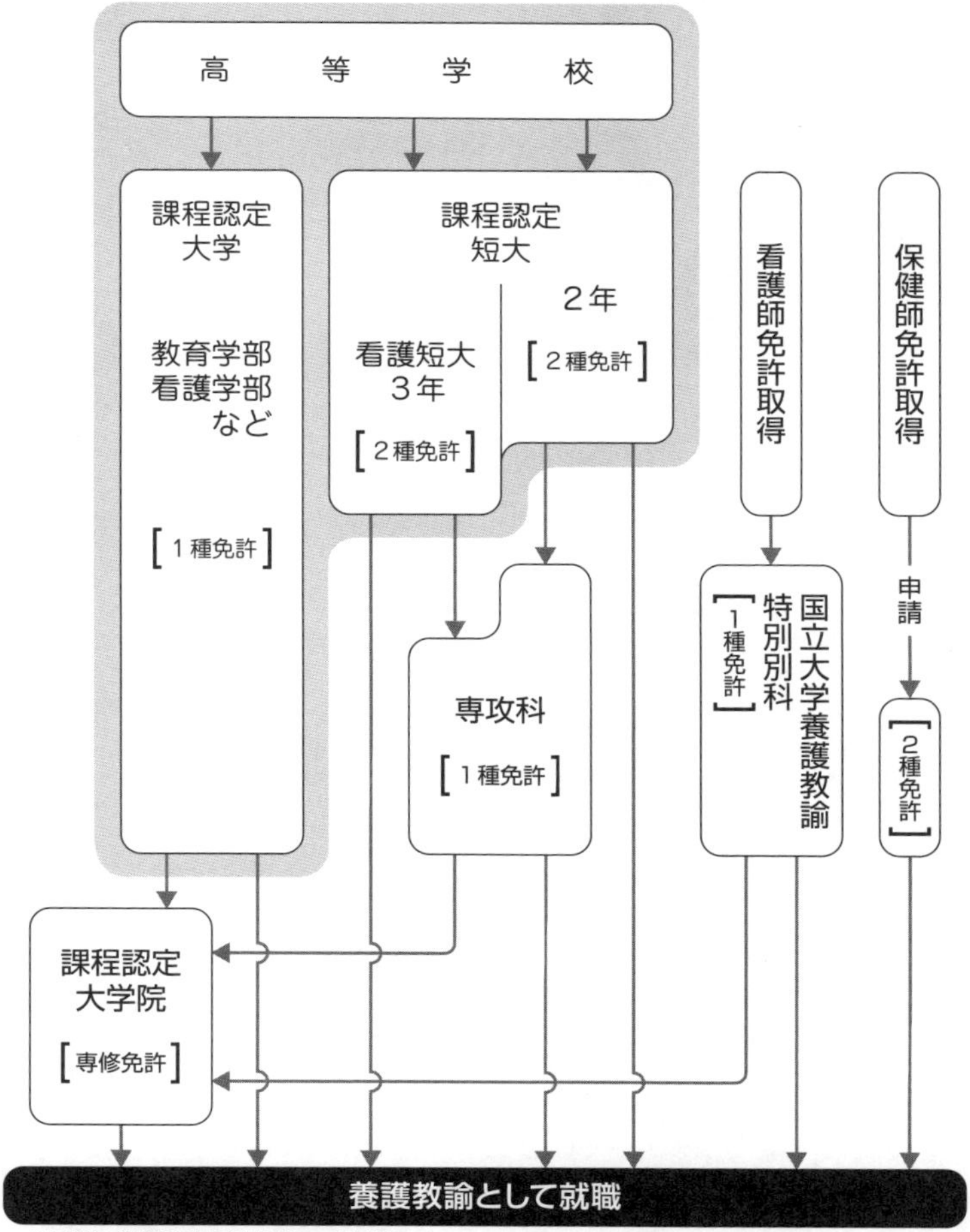


※看護師・保健師免許取得は115ページを参照。
※保健師免許取得後に2種免許を取得するためには、「教育委員会への申請」手続きが必要。2種免許取得後に1種免許を取得するためには指定養成機関での科目修得が必要。

## なるにはブックガイド

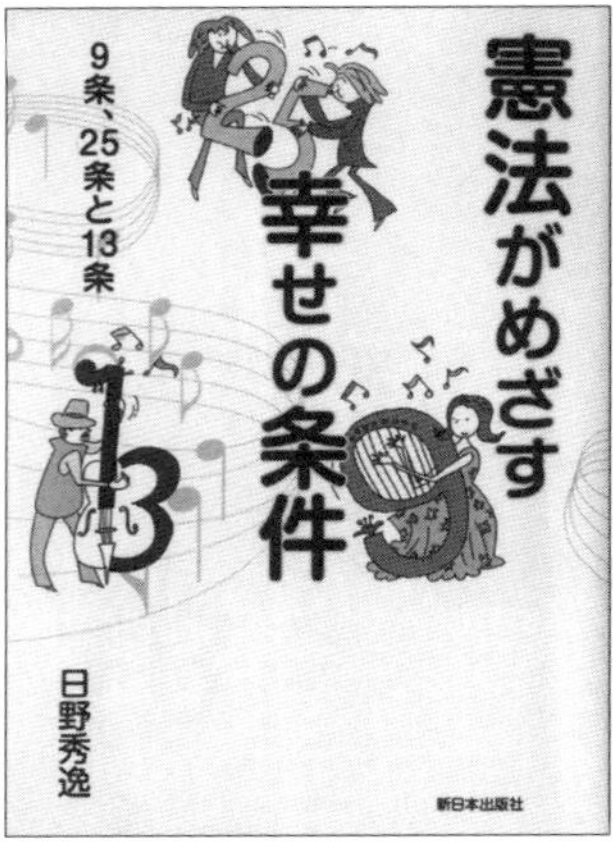


『憲法がめざす幸せの条件
——９条、25条と13条』
日野秀逸著
新日本出版社

憲法を基にして「平和と健康は幸福の必要条件」というテーマを改名しています。社会保障が生まれた理由、経済と女性を活性化させている北欧社会、健康観の歴史等興味深い知恵が満載の１冊です。

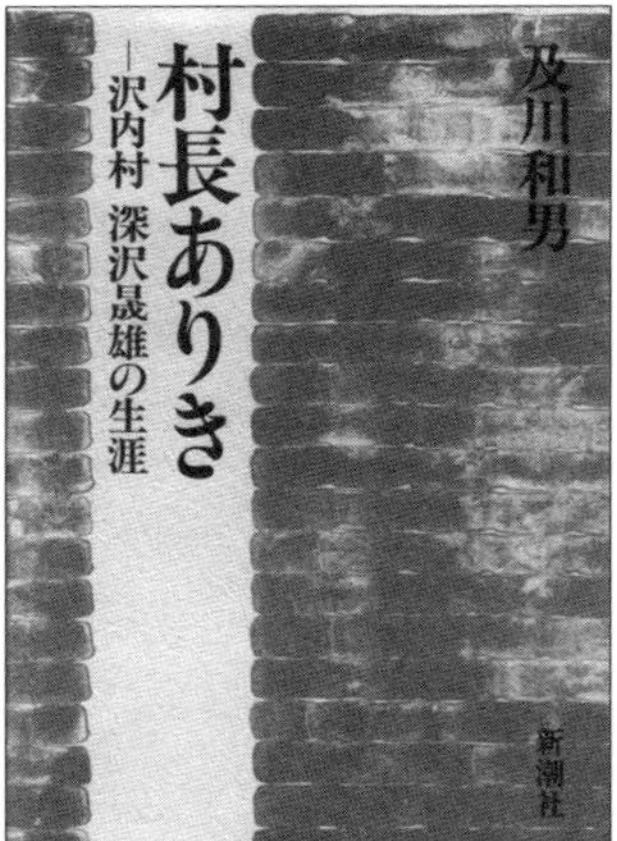


『村長ありき』
及川和男著
新潮社

岩手県沢内村の村長、深澤晟雄の生命尊重行政の記録。「誰でも」「どこでも」「いつでも」「すこやかに生まれ」「すこやかに育ち」「すこやかに老いる」を提唱し、保健・医療行政の実践をしました。

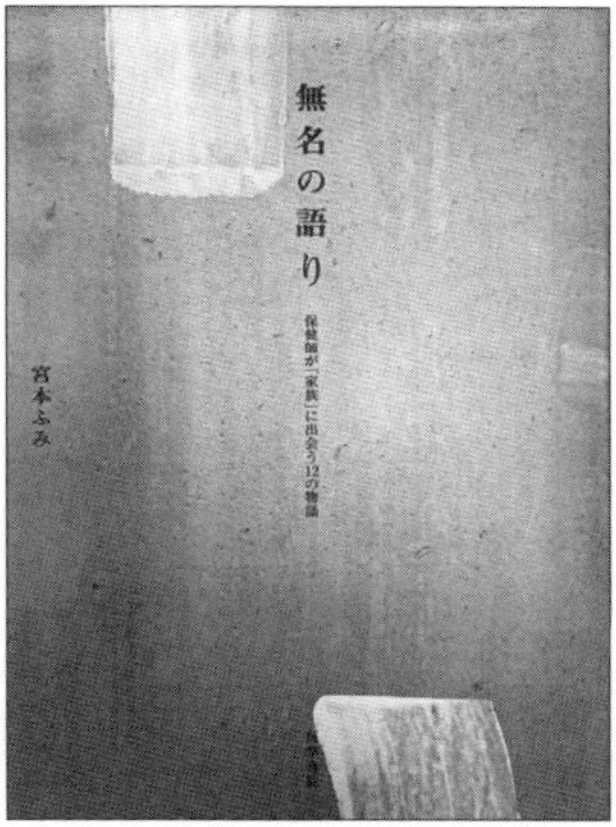


**『無名の語り』**
宮本ふみ著
医学書院

保健師は地域で暮らすさまざまな家族と出会います。その家族がかかえる深刻な問題を解決するために、保健師がどのように取り組んだのか、本書の「家族に出会う12の物語」から追体験してください。

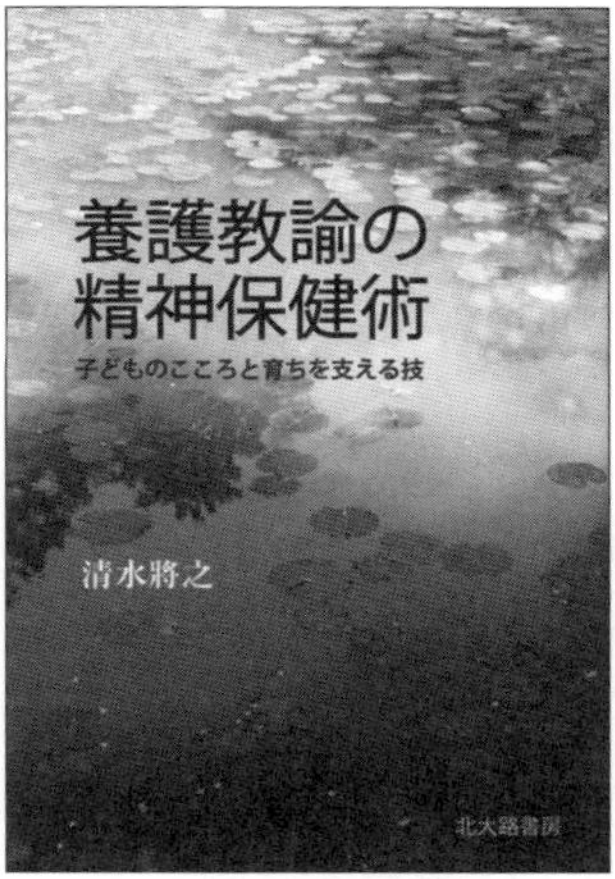


**『養護教諭の精神保健術』**
清水將之著
北大路書房

著者が、約20年にわたり全国の養護教諭たちと学んできたさまざまな実践事例と養護教諭自身の具体的なメンタルヘルスを平易な語り口で説く1冊。養護教諭という職務の原点がここにあります。

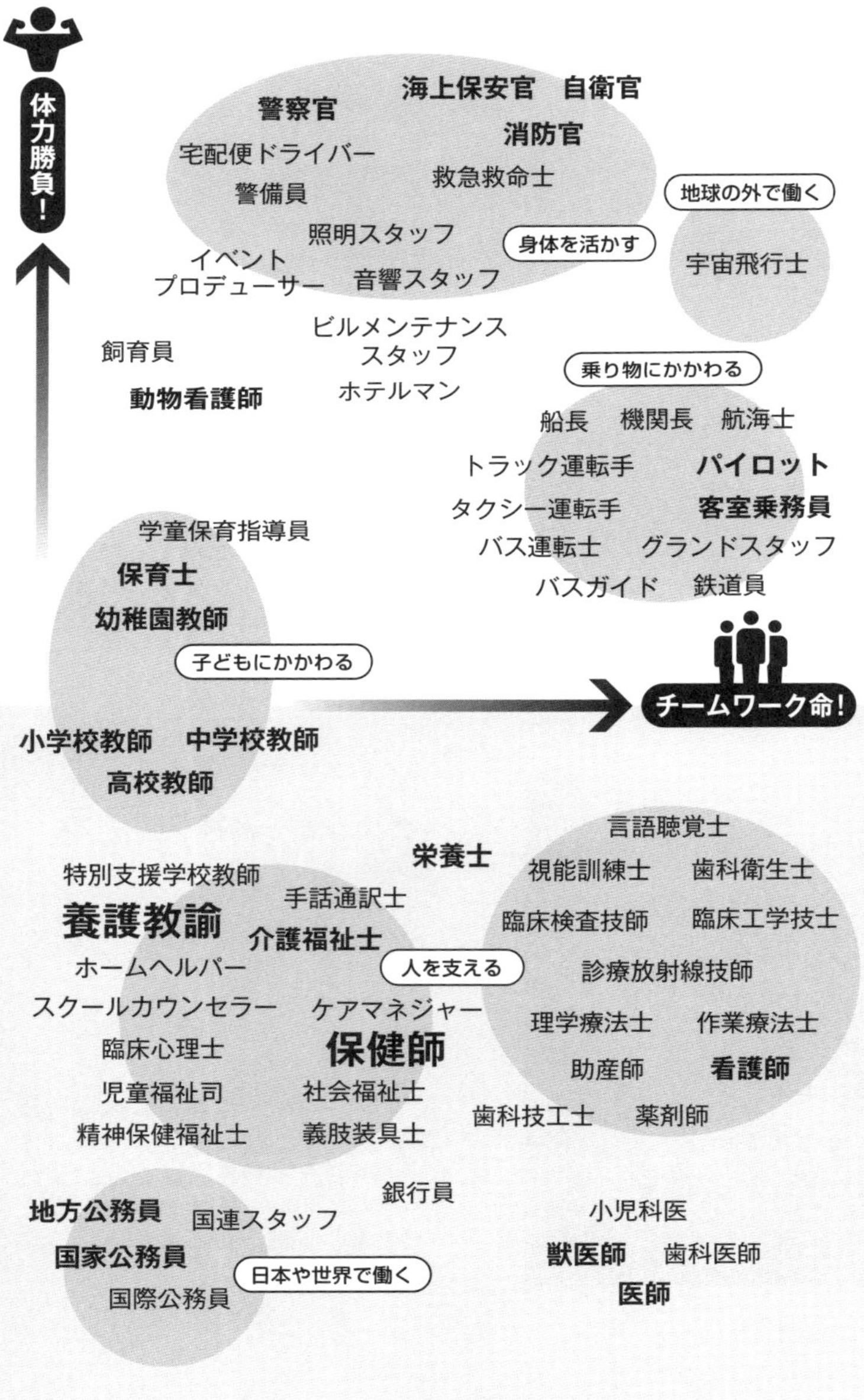
体力勝負！
チームワーク命！
警察官
海上保安官
自衛官
消防官
宅配便ドライバー
救急救命士
警備員
照明スタッフ
身体を活かす
イベントプロデューサー
音響スタッフ
地球の外で働く
宇宙飛行士
ビルメンテナンススタッフ
飼育員
動物看護師
ホテルマン
乗り物にかかわる
船長
機関長
航海士
トラック運転手
パイロット
タクシー運転手
客室乗務員
バス運転士
グランドスタッフ
バスガイド
鉄道員
学童保育指導員
保育士
幼稚園教師
子どもにかかわる
小学校教師
中学校教師
高校教師
言語聴覚士
栄養士
特別支援学校教師
視能訓練士
歯科衛生士
手話通訳士
養護教諭
介護福祉士
臨床検査技師
臨床工学技士
ホームヘルパー
人を支える
診療放射線技師
スクールカウンセラー
ケアマネジャー
理学療法士
作業療法士
臨床心理士
保健師
助産師
看護師
児童福祉司
社会福祉士
歯科技工士
薬剤師
精神保健福祉士
義肢装具士
銀行員
地方公務員
国連スタッフ
小児科医
国家公務員
日本や世界で働く
獣医師
歯科医師
国際公務員
医師

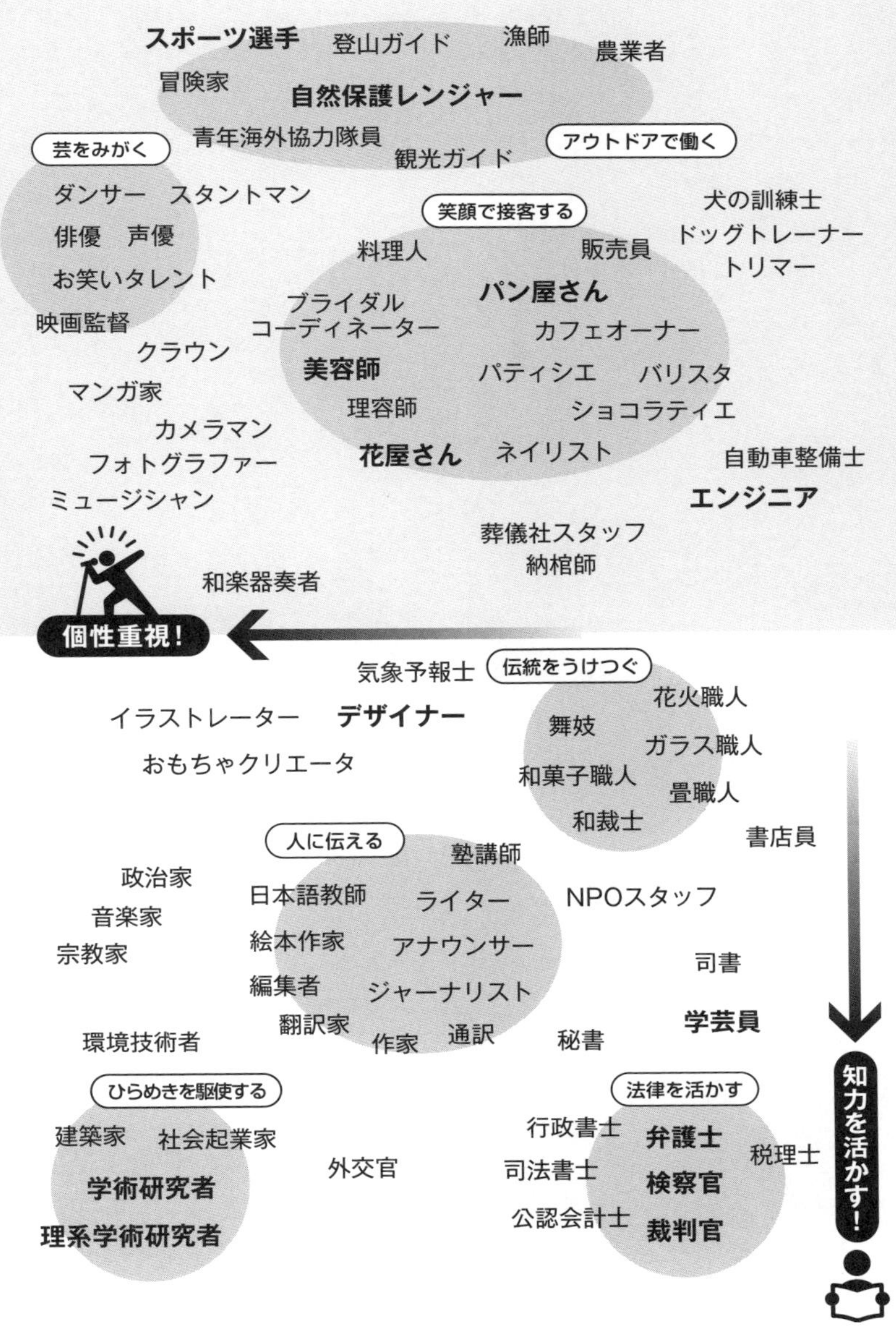
スポーツ選手
登山ガイド
漁師
農業者
冒険家
自然保護レンジャー
青年海外協力隊員
観光ガイド
アウトドアで働く
芸をみがく
ダンサー
スタントマン
俳優
声優
お笑いタレント
映画監督
クラウン
マンガ家
カメラマン
フォトグラファー
ミュージシャン
和楽器奏者
笑顔で接客する
料理人
販売員
パン屋さん
ブライダル
コーディネーター
カフェオーナー
美容師
パティシエ
バリスタ
理容師
ショコラティエ
花屋さん
ネイリスト
犬の訓練士
ドッグトレーナー
トリマー
自動車整備士
エンジニア
葬儀社スタッフ
納棺師
個性重視！
気象予報士
伝統をうけつぐ
花火職人
舞妓
ガラス職人
和菓子職人
畳職人
和裁士
イラストレーター
デザイナー
おもちゃクリエータ
書店員
人に伝える
塾講師
政治家
日本語教師
ライター
NPOスタッフ
音楽家
絵本作家
アナウンサー
宗教家
司書
編集者
ジャーナリスト
学芸員
翻訳家
作家
通訳
秘書
環境技術者
ひらめきを駆使する
建築家
社会起業家
外交官
学術研究者
理系学術研究者
法律を活かす
行政書士
弁護士
税理士
司法書士
検察官
公認会計士
裁判官
知力を活かす！

［監修］

**山崎京子**（やまざき　きょうこ）

神奈川県立衛生短期大学専攻科教授、茨城県立医療大学保健医療学部看護学科教授を経て、2008年まで茨城キリスト教大学看護学部長を務める。

［編著者紹介］

**鈴木るり子**（すずき　るりこ）

北海道立衛生学院保健婦科卒業後、北海道別海町・京都市伏見保健所・岩手県大槌町で保健師として勤務。岩手県立大学社会福祉学研究科修士課程修了。2004年から岩手看護短期大学専攻科教授。

**標　美奈子**（しめぎ　みなこ）

神奈川県立看護教育大学校卒業後、神奈川県で保健師として勤務。茨城県立医療大学保健医療科学研究科修士課程修了。慶應義塾大学看護医療学部准教授を経て、現在、国際医療福祉大学成田看護学部教授。

**堀篭ちづ子**（ほりかご　ちづこ）

茨城大学教育学部養護教諭養成課程修了後、岩手女子高等学校衛生看護科講師。岩手県内公立小中学校で養護教諭として勤務。岩手県立大学看護学部研究科修士課程修了。2014年まで岩手県立大学看護学部講師として務める。岩手ようごの会代表。

## 保《ほ》健《けん》師《し》・養《よう》護《ご》教《きょう》諭《ゆ》になるには

2017年 5月15日　初版第1刷発行
2019年12月30日　初版第3刷発行

監　修　山崎京子
編著者　鈴木るり子　標 美奈子　堀篭ちづ子
発行者　廣嶋武人
発行所　株式会社ぺりかん社
〒113-0033　東京都文京区本郷1-28-36
TEL 03-3814-8515（営業）
03-3814-8732（編集）
http://www.perikansha.co.jp/
印刷所　株式会社太平印刷社
製本所　鶴亀製本株式会社


ISBN978-4-8315-1468-4　Printed in Japan



＊「なるにはBOOKS」シリーズは重版の際、最新の情報をもとに、データを更新しています。

## 151 バイオ技術者・研究者になるには

堀川晃菜（サイエンスライター）著

❶生物の力を引き出すバイオ技術者たち
❷バイオ技術者・研究者の世界［バイオ研究の歴史、バイオテクノロジーの今昔、研究開発の仕事、生活と収入他］
❸なるにはコース［適性と心構え、学部・大学院での生活、就職の実際他］

☆☆☆

## 68 獣医師になるには

井上こみち（ノンフィクション作家）著

❶人と動物の未来を見つめて
❷獣医師の世界［獣医師とは、獣医師の始まり、活躍分野、待遇、収入］
❸なるにはコース［適性と心構え、獣医大学ってどんなところ？、獣医師国家試験、就職と開業］

☆☆☆

## 90 動物看護師になるには

井上こみち（ノンフィクション作家）著

❶ペットの命を見つめ健康をささえる
❷動物看護師の世界［動物看護師とは、動物看護師の仕事、生活と収入、動物看護師のこれから］
❸なるにはコース［適性と心構え、養成学校で学ぶこと、資格、就職］

☆☆☆

## 別巻 大人になる前に知る 命のこと

心と体の変化・思春期・自分らしく生きる

加納尚美（茨城県立医療大学教授）編著

❶命の授業 知ってる？自分たちの命、体、性
❷命って何？［か弱くてものすごい命他］
❸思春期の扉［大人と子どもの「境」他］
❹大人の基礎を育てるために
❺自分らしく生きる、ＬＧＢＴのこと

☆☆☆

## 別巻 大人になる前に知る 性のこと

他人を尊重し、自分を大切にする

加納尚美・鈴木琴子編著

❶性って何だろう 性についてきちんと知ろう
❷性とライフステージ
❸性の悩み・不安［知っておこう、性感染症他］
❹ＳＯＳを感じたら［性犯罪とは／彼氏彼女が怖い、それはデートDVかも？ 他］

☆☆☆

## 150 視能訓練士になるには

㈳日本視能訓練士協会協力

橋口佐紀子（医療ライター）著

❶眼の健康管理のエキスパート
❷視能訓練士の世界［視能訓練士とは、働く場所、生活と収入、これから他］
❸なるにはコース［適性と心構え、養成校で学ぶこと、国家試験、就職について］

★★★

## 146 義肢装具士になるには

㈳日本義肢装具士協会協力

益田美樹（ジャーナリスト）著

❶オーダーメードの手足と装具を作る
❷義肢装具士の世界［働く場所と仕事内容、生活と収入、将来性他］
❸なるにはコース［適性と心構え、養成校、資格試験、採用・就職他］

★★★

## 67 理学療法士になるには

丸山仁司（国際医療福祉大学教授）編著

❶機能回復に向けて支援する！
❷理学療法士の世界［理学療法の始まりと進展、理学療法士の仕事、理学療法士の活躍場所、生活・収入］
❸なるにはコース［養成校について、国家試験と資格、就職とその後の学習］

☆

## 97 作業療法士になるには

濱口豊太（埼玉県立大学教授）編著

❶作業活動を通じて社会復帰を応援する！
❷作業療法士の世界［作業療法の定義と歴史、作業療法の実際、生活・収入］
❸なるにはコース［適性と心構え、養成校について、国家試験、就職について］

☆

## 143 理系学術研究者になるには

佐藤成美（サイエンスライター）著

❶研究する日々の喜び！
❷理系学術研究者の世界［学術研究者と論文、理系の学問と研究分野、研究施設のいろいろ、生活と収入他］
❸なるにはコース［適性と心構え、理系学術研究者への道他］

☆

## 19 司書になるには
森智彦（東海大学専任准教授）著
❶本と人をつなぐ仕事
❷司書の世界［図書館とは何か、司書・司書教諭・学校司書の仕事、図書館と司書の未来、生活と収入］
❸なるにはコース［適性と心構え、資格の取得方法、就職の実際他］
★★★

## 110 学芸員になるには
横山佐紀（中央大学准教授）著
❶モノと知の専門家
❷学芸員の世界［博物館とはなんだろう、博物館の種類、学芸員とは、仕事と職場、さまざまな専門性、生活と収入他］
❸なるにはコース［適性と心構え、資格の取得方法、就職の実際他］
★★★

## 61 社会福祉士・精神保健福祉士になるには
田中英樹（早稲田大学教授）・
菱沼幹男（日本社会事業大学准教授）著
❶支援の手をさしのべて
❷社会福祉士の世界［現場と仕事、生活と収入・将来性、なるにはコース］
❸精神保健福祉士の世界［現場と仕事、生活と収入・将来性、なるにはコース］
☆

## 100 介護福祉士になるには
渡辺裕美（東洋大学教授）編著
❶超高齢社会へ向けて
❷介護福祉士の世界［社会福祉とは、介護福祉士の誕生から現在まで、活躍する現場と仕事、生活と収入、将来性他］
❸なるにはコース［適性と心構え、介護福祉士への道のり、就職の実際他］
☆

## 129 ケアマネジャーになるには
稲葉敬子（介護ジャーナリスト）・
伊藤優子（龍谷大学短期大学部准教授）著
❶福祉職のコンダクターとして
❷ケアマネジャーの世界［ケアマネジャーの仕事、生活と収入、将来性他］
❸なるにはコース［適性と心構え、試験について、研修の内容］
★

## 16 保育士になるには
金子恵美（日本社会事業大学教授）編著
❶子どもたちの成長に感動する日々！
❷保育士の世界［保育士の仕事、保育の歴史、保育士の働く施設と保育の場、勤務体制と収入］
❸なるにはコース［適性と心構え、資格取得について、採用について］
☆

## 56 幼稚園教諭になるには
大豆生田啓友（玉川大学教育学部教授）著
❶子どもたちの最初の先生！
❷幼稚園教諭の世界［変化する幼稚園、幼稚園教諭の役割、幼稚園・認定こども園で働く人たち他］
❸なるにはコース［幼稚園教諭の適性、免許の取得方法、就職他］
★★★

## 29 小学校教師になるには
森川輝紀（福山市立大学教育学部教授）著
❶子どもとともに
❷小学校教師の世界［教師の歴史、小学校の組織とそこで働く人びと、給与他］
❸なるにはコース［心構え、資格をとるために、教壇に立つには、小学校教師のこれから他］
☆

## 89 中学校・高校教師になるには
森川輝紀（福山市立大学教育学部教授）編著
❶生徒とともに学び続ける
❷中学校・高校教師の世界［中学校教師の職場と仕事、高校教師の１年間の仕事、実技系教師、給与他］
❸なるにはコース［心構え、資格を取るには、教壇に立つには］
☆

## 34 管理栄養士・栄養士になるには
藤原眞昭（群羊社代表取締役）著
❶“食”の現場で活躍する
❷管理栄養士・栄養士の世界［活躍する仕事場、生活と収入、将来性他］
❸なるにはコース［適性と心構え、資格をとるには、養成施設の選び方、就職の実際他］／養成施設一覧
☆

☆☆☆…1600円　★★★…1500円　☆☆…1300円　★★…1270円　☆…1200円　★…1170円（税別価格）

### 大学学部調べ 法学部

**山下久猛(フリーライター)著**

❶法学部はどういう学部ですか？
❷どんなことを学びますか?
❸キャンパスライフを教えてください
❹資格取得や卒業後の就職先は？
❺めざすなら何をしたらいいですか？

☆☆☆

### 大学学部調べ 看護学部・保健医療学部

**松井大助(教育ライター)著**

❶看護学部・保健医療学部はどういう学部ですか？
❷どんなことを学びますか?
❸キャンパスライフを教えてください
❹資格取得や卒業後の就職先は？
❺めざすなら何をしたらいいですか？

☆☆☆

### 大学学部調べ 教育学部

**三井綾子(フリーライター)著**

❶教育学部はどういう学部ですか？
❷どんなことを学びますか?
❸キャンパスライフを教えてください
❹資格取得や卒業後の就職先は？
❺めざすなら何をしたらいいですか？

☆☆☆

### 大学学部調べ 理学部・理工学部

**佐藤成美(サイエンスライター)著**

❶理学部・理工学部はどういう学部ですか？
❷どんなことを学びますか?
❸キャンパスライフを教えてください
❹資格取得や卒業後の就職先は？
❺めざすなら何をしたらいいですか？

☆☆☆

### 大学学部調べ 医学部

**浅野恵子(フリーライター)著**

❶医学部はどういう学部ですか？
❷どんなことを学びますか?
❸キャンパスライフを教えてください
❹資格取得や卒業後の就職先は？
❺めざすなら何をしたらいいですか？

☆☆☆

### 大学学部調べ 社会学部・観光学部

**中村正人(ジャーナリスト)著**

❶社会学部・観光学部はどういう学部ですか？
❷どんなことを学びますか?
❸キャンパスライフを教えてください
❹資格取得や卒業後の就職先は？
❺めざすなら何をしたらいいですか？

☆☆☆

### 大学学部調べ 獣医学部

**斎藤 智(ライター・編集者)著**

❶獣医学部はどういう学部ですか？
❷どんなことを学びますか?
❸キャンパスライフを教えてください
❹資格取得や卒業後の就職先は？
❺めざすなら何をしたらいいですか？

☆☆☆

### 大学学部調べ 文学部

**戸田恭子(フリーライター)著**

❶文学部はどういう学部ですか？
❷どんなことを学びますか?
❸キャンパスライフを教えてください
❹資格取得や卒業後の就職先は？
❺めざすなら何をしたらいいですか？

☆☆☆

### 大学学部調べ 栄養学部

**佐藤成美(サイエンスライター)著**

❶栄養学部はどういう学部ですか？
❷どんなことを学びますか?
❸キャンパスライフを教えてください
❹資格取得や卒業後の就職先は？
❺めざすなら何をしたらいいですか？

☆☆☆

### 大学学部調べ 工学部

**漆原次郎(科学技術ジャーナリスト)著**

❶工学部はどういう学部ですか？
❷どんなことを学びますか?
❸キャンパスライフを教えてください
❹資格取得や卒業後の就職先は？
❺めざすなら何をしたらいいですか？

☆☆☆

〈大学学部調べ〉仕様：四六判／並製カバー装／144 頁／本文２色刷り

## 【なるにはBOOKS】

税別価格 1170円～1600円

1——パイロット
2——客室乗務員
3——ファッションデザイナー
4——冒険家
5——美容師・理容師
6——アナウンサー
7——マンガ家
8——船長・機関長
9——映画監督
10——通訳者・通訳ガイド
11——グラフィックデザイナー
12——医師
13——看護師
14——料理人
15——俳優
16——保育士
17——ジャーナリスト
18——エンジニア
19——司書
20——国家公務員
21——弁護士
22——工芸家
23——外交官
24——コンピュータ技術者
25——自動車整備士
26——鉄道員
27——学術研究者（人文・社会科学系）
28——公認会計士
29——小学校教師
30——音楽家
31——フォトグラファー
32——建築技術者
33——作家
34——管理栄養士・栄養士
35——販売員・ファッションアドバイザー
36——政治家
37——環境スペシャリスト
38——印刷技術者
39——美術家
40——弁理士
41——編集者
42——陶芸家
43——秘書
44——商社マン
45——漁師
46——農業者
47——歯科衛生士・歯科技工士
48——警察官
49——伝統芸能家
50——鍼灸師・マッサージ師
51——青年海外協力隊員
52——広告マン
53——声優
54——スタイリスト
55——不動産鑑定士・宅地建物取引主任者
56——幼稚園教諭
57——ツアーコンダクター
58——薬剤師
59——インテリアコーディネーター
60——スポーツインストラクター
61——社会福祉士・精神保健福祉士
62——中小企業診断士
63——社会保険労務士
64——旅行業務取扱管理者
65——地方公務員
66——特別支援学校教師
67——理学療法士
68——獣医師
69——インダストリアルデザイナー
70——グリーンコーディネーター
71——映像技術者
72——棋士
73——自然保護レンジャー
74——力士
75——宗教家
76——CGクリエータ
77——サイエンティスト
78——イベントプロデューサー
79——パン屋さん
80——翻訳家
81——臨床心理士
82——モデル
83——国際公務員
84——日本語教師
85——落語家
86——歯科医師
87——ホテルマン
88——消防官
89——中学校・高校教師
90——動物看護師
91——ドッグトレーナー・犬の訓練士
92——動物園飼育員・水族館飼育員
93——フードコーディネーター
94——シナリオライター・放送作家
95——ソムリエ・バーテンダー
96——お笑いタレント
97——作業療法士
98——通関士
99——杜氏
100——介護福祉士
101——ゲームクリエータ
102——マルチメディアクリエータ
103——ウェブクリエータ
104——花屋さん
105——保健師・養護教諭
106——税理士
107——司法書士
108——行政書士
109——宇宙飛行士
110——学芸員
111——アニメクリエータ
112——臨床検査技師
113——言語聴覚士
114——自衛官
115——ダンサー
116——ジョッキー・調教師
117——プロゴルファー
118——カフェオーナー・カフェスタッフ・バリスタ
119——イラストレーター
120——プロサッカー選手
121——海上保安官
122——競輪選手
123——建築家
124——おもちゃクリエータ
125——音響技術者
126——ロボット技術者
127——ブライダルコーディネーター
128——ミュージシャン
129——ケアマネジャー
130——検察官
131——レーシングドライバー
132——裁判官
133——プロ野球選手
134——パティシエ
135——ライター
136——トリマー
137——ネイリスト
138——社会起業家
139——絵本作家
140——銀行員
141——警備員・セキュリティスタッフ
142——観光ガイド
143——理系学術研究者
144——気象予報士・予報官
145——ビルメンテナンススタッフ
146——義肢装具士
147——助産師
148——グランドスタッフ
149——診療放射線技師
150——視能訓練士
151——バイオ技術者・研究者
152——救急救命士
153——臨床工学技士
154——講談師・浪曲師
補巻14 子どもと働く
補巻15 葬祭業界で働く
補巻16 アウトドアで働く
補巻17 イベントの仕事で働く
補巻18 東南アジアで働く
補巻19 魚市場で働く
補巻20 宇宙・天文で働く
補巻21 医薬品業界で働く
補巻22 スポーツで働く
補巻23 証券・保険業界で働く
別巻 中高生からの選挙入門
別巻 小中高生におすすめの本300
別巻 学校図書館はカラフルな学びの場
別巻 東京物語散歩100
別巻 大人になる前に知る 命のこと
別巻 大人になる前に知る 性のこと
別巻 学校司書と学ぶレポート・論文作成ガイド
学部調べ 看護学部・保健医療学部
学部調べ 理学部・理工学部
学部調べ 社会学部・観光学部
学部調べ 文学部
学部調べ 工学部
学部調べ 法学部
学部調べ 教育学部
学部調べ 医学部
学部調べ 経営学部・商学部
学部調べ 獣医学部
学部調べ 栄養学部
学部調べ 外国語学部

※一部品切・改訂中です。　2019.11.